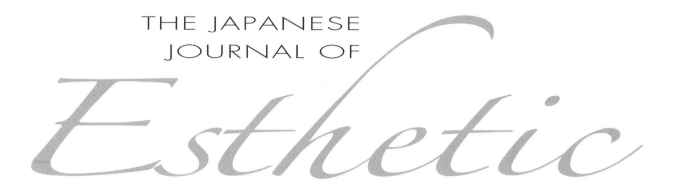

THE JAPANESE JOURNAL OF Esthetic DENTISTRY

口腔美学修复精粹

第二卷

（日）山崎长郎 主编

黄 河 金 辰 主译

U0388492

北方联合出版传媒（集团）股份有限公司

辽宁科学技术出版社

沈 阳

图文编辑：

刘 菲 刘 娜 康 鹤 肖 艳 王静雅 纪凤薇 张晓玲 杨 洋

This is translation of Japanese Esthetic Dentistry 2015 / 2016

© Quintessence Publishing Co., Ltd. Tokyo, Japan

© 2020，简体中文版权归辽宁科学技术出版社所有。

本书由Quintessence Publishing Co. Ltd, Tokyo, Japan授权辽宁科学技术出版社在中国出版中文简体字版本。著作权合同登记号：06-2016第18号。

图书在版编目（CIP）数据

口腔美学修复精粹. 第二卷 /（日）山崎长郎主编；黄河，金辰主译. —沈阳：辽宁科学技术出版社，2020.1

ISBN 978-7-5591-1301-6

Ⅰ. ①口… Ⅱ. ①山… ②黄… ③金… Ⅲ. ①口腔科学—医学美学 Ⅳ. ①R78-05

中国版本图书馆CIP数据核字（2019）第199046号

出版发行：辽宁科学技术出版社
　　　　　（地址：沈阳市和平区十一纬路25号 邮编：110003）
印 刷 者：辽宁新华印务有限公司
经 销 者：各地新华书店
幅面尺寸：210mm×285mm
印 张：10
字 数：280千字
出版时间：2020年1月第1版
印刷时间：2020年1月第1次印刷
责任编辑：陈 刚 苏 阳 殷 欣
封面设计：袁 舒
版式设计：袁 舒
责任校对：王春茹

书 号：ISBN 978-7-5591-1301-6
定 价：168.00元

投稿热线：024-23280336
邮购热线：024-23284502
E-mail:cyclonechen@126.com
http://www.lnkj.com.cn

QDT *Art & Practice*

THE JAPANESE
JOURNAL OF
Esthetic
—DENTISTRY—

主编

山崎长郎 Masao Yamazaki, *Tokyo, Japan*

编委

Sillas Duarte, *USA*

Mauro Fradiani, *Italy*

Jörg Strub, *Germany*

小滨忠一 Tadakazu Obama, *Japan*

斋藤功 Isao Saito, *Japan*

铃木真名 Masana Suzuki, *Japan*

土屋贤司 Kenji Tsuchiya, *Japan*

宫崎真至 Masashi Miyazaki, *Japan*

主译

黄 河 金 辰

副主译

王玲玲 施璐琪

参译

曹玉林 黄 澜

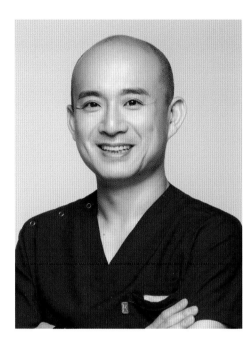

黄 河

译者简介

苏州民营口腔医疗协会 副会长

华人美学牙科学会 理事

江苏省口腔医学会 委员

中日医学科技交流协会口腔分会 委员

中华口腔医学会 会员

ICOI会员（国际种植牙科医师学会）

中华口腔医学会口腔种植专业委员会专科会员

隐适美认证医师

士卓曼特约讲师

义获嘉伟瓦登特公司特邀讲师

GC而至齿科有限公司特邀讲师

苏州唯一拥有中日两国齿科执业医师资格的认证医师。毕业于日本鹿儿岛大学，曾在日本国立大学附属医院及齿科医院学习工作十余年，积累了丰富的临床经验。擅长口腔种植、All-on-4、牙周治疗、美学修复等。

编辑翻译书籍：《牙齿形态》《质感》《种牙你找对医生了吗》《总义齿疑难病例解析》《图解牙冠修复高级技巧》《初学者的总义齿制作方法》《口腔美学修复精粹 第一卷》。

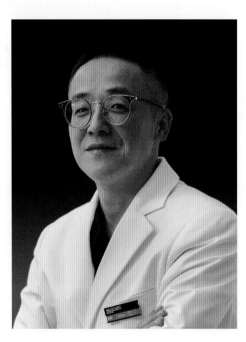

金　辰

译者简介

副主任医师

马泷齿科 种植总监

广岛大学口腔临床医学 博士

上海市口腔医学会 口腔种植专业委员会 委员

上海市口腔医学会 民营口腔医疗专委会 常委

上海市社会医疗机构协会 口腔医疗分会 常委

中国整形美容协会牙颌颜面医疗美容分会 理事

中日医学科技交流协会 口腔分会 常委

创刊致辞

山崎长郎
Masao Yamazaki 主编

在各位读者的支持下，《口腔美学修复精粹》迎来了第二卷。在本卷里将介绍由5名值得骄傲的日本口腔医生新整理的文章，同时也翻译了2篇来自美国Quintessence Publishing出版的《QDT 2015》的文章，还有韩国口腔医生Dr.Chung与Dr.Shin2016年在福冈县举办的日本数字化口腔学会上发表的2篇关于最新的氧化锆修复的文章。在此，向各位作者致以诚挚的敬意和感谢。

本书的主题是美学修复治疗，谈到修复就一定要考虑展现牙冠色调的各种修复材料。现如今，口腔材料市场已趋近成熟。像过去那样，每当出现新材料时，术者被其左右，选择使用新材料的时代已经过去了。本书中的术者根据不同的病例要求，选择了各种不同的材料，让笔者深深感到口腔医生不被材料所限制，可以自由地选择最适合患者材料的时代已经到来。在全世界的现代美学修复治疗中，与正畸治疗相协作的病例形成了一股新的潮流，本书也有类似的病例介绍。这两个要素的组合将提供更微创的美学修复治疗，在此也希望本书的知识与技术能对学习本书的人有一定的贡献。作为第一卷的延续，如果能通过本书将最先进的美学修复介绍给大家，将是我们的荣幸。

QDT *Art & Practice*

THE JAPANESE
JOURNAL OF
Esthetic
— DENTISTRY —

10 复杂种植修复治疗的多学科管理

山崎长郎 **Masao Yamazaki**

25 头颅侧位片的测量分析在功能及美学修复中的应用

土屋贤司 **Kenji Tsuchiya**

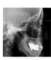

37 应用CEREC和微笑设计检查、诊断前牙美学修复的病例

千叶丰和 **Toyokazu Chiba**

54 左右对称性中切牙的牙龈架构（Gingival Framework ）——龈下外形的临床考量

木林博之 **Hiroyuki Kibayashi** / 森田 诚 **Makoto Morita**

70　成年患者下颌前突的多学科综合治疗

金成雅彦 Masahiko Kanenari

85　CAD/CAM：高强度玻璃陶瓷

Neimar Sartori / Gilberto Tostado / Jin-Ho Phark / Kazunari Takanashi / Richard Lin / Sillas Duarte, Jr

101　CAD/CAM：精度与卓越的全新世界

Paulo Kano / Luiz Narciso Baratieri / Fabio Andretti / Priscila Saito / Emerson Lacerda / Sillas Duarte, Jr

120　展望数字化艺术：CAD/CAM的发展已超越局限

辛 晙赫 Junhyouk Shin

143　全程数字化导板下种植手术与修复治疗

郑 东根 Dongkeun Chung

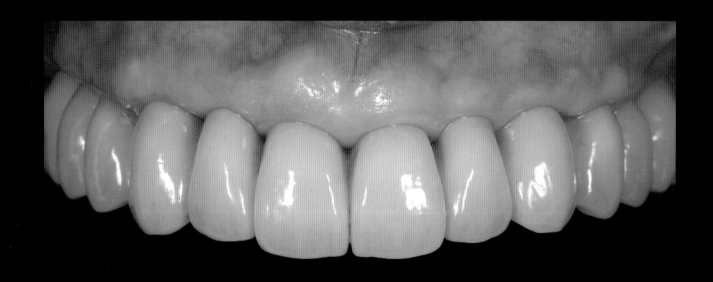

复杂种植修复治疗的多学科管理

山崎长郎
原宿齿科工作室
东京涉谷区涉谷2-1-12 太平洋广场4F

Masao Yamazaki, DDS
Harajuku Dental Office

引言

美学修复相关的材料与技术一直在发展。现在，使用CAD/CAM技术可以自由地加工各种高强度的陶瓷。随着基台材料、内冠材料的不断发展，以及近年来超声器械、显微镜的应用，使得牙体预备的精度有了大幅提升，满足了更多术者、患者的要求。

在面对多颗牙缺失等复杂病例时，很多医生会选择以种植为主体来恢复美学与功能，这种情况下不单单要求优秀术者间的多学科协作治疗，更需要按照复杂程度做出明确的治疗分类。本章将通过使用钴铬金属烤瓷冠桥修复、上颌多颗牙缺失的病例，介绍笔者的协作治疗团队，以及治疗分类的一部分，供大家参考。

笔者现行的多学科协作治疗

图1为笔者的工作室与口腔科各领域专家协作的介绍。对于需要种植治疗的病例，修复科医生、口腔外科医生以及全科医生之间的直接协作，显得更为重要。另外，近年来美学修复领域需要正畸治疗的病例不断增加，与正畸科医生的协作也越来越多。

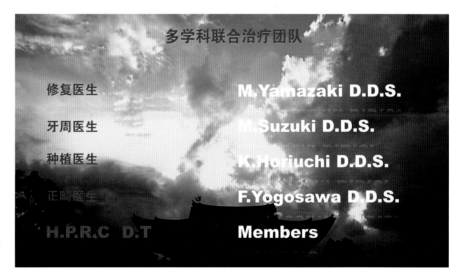

图1 笔者的工作室与口腔科各领域专家协作的介绍。

种植修复时牙列、牙槽骨、骨吸收的分类

笔者一直将患者的牙列缺损情况与牙槽嵴的吸收程度分为3类（**表1**），种植治疗时再将其按照骨吸收的程度与修复方式分为3个级别与5种方式[1]（**表2**）。按照这些分类便可以掌握病例的难易度和大体的治疗方向，而且容易与专家沟通、制订最终治疗计划。理解这些分类不但给口腔医生带来方便，也为口腔技师提供了选择材料及制作方法的临床指针。上颌前庭沟底到中切牙切缘间距离的平均值为22.0mm，本章使用这些数值作为水平、垂直骨吸收程度的参考值[2-4]（**图2**）。另一个参考值为中切牙的唇面到切牙孔后缘的距离，平均值是12.5mm。

牙列缺损情况	牙列缺损情况以及骨吸收程度
单牙缺失 minimal structure loss	非游离端缺失
多牙缺失 moderate structural loss	单侧游离端缺失
	双侧游离端缺失
	交错游离端缺失
无牙颌 major structural loss	Class Ⅰ：轻度骨吸收
	Class Ⅱ：中度骨吸收
	Class Ⅲ：重度骨吸收

表1 以种植修复为导向的牙槽嵴分类[1]。

牙槽嵴的吸收程度	Class Ⅰ： 轻度骨吸收	Class Ⅱ： 中度骨吸收	Class Ⅲ： 重度骨吸收		
选择修复方式	常规修复	赋予CEJ及根部形态的修复体	Div i： 同时使用牙冠瓷与牙龈瓷的修复体	Div ii： 使用基台的单冠修复	Div iii： 覆盖义齿

表2 水平、垂直骨吸收程度范围分类[1]。

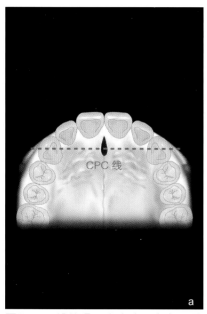

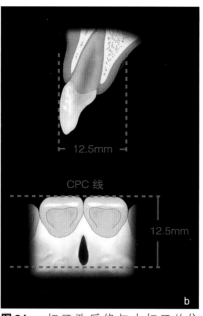

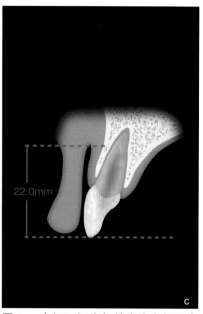

图2a 一般情况下左右尖牙与切牙孔的中心区位于同一直线上[3]。CPC线：尖牙–切牙乳头–尖牙连线。

图2b 切牙孔后缘与中切牙的位置关系。一般到唇面的水平距离为12.5mm[3]。

图2c 中切牙切缘与前庭沟底间距离的平均值为22.0mm[4]。

病例介绍

患者81岁，女性，2008年来院。主诉咀嚼不适并希望在美学上改善旧修复体，充分沟通后预行种植修复治疗。上颌 7、7 余留，下颌7621、1267缺失，缺失部位戴有局部义齿（**图3**）。

局部义齿戴入后的咬合关系为安氏1类，咬合平面的状态良好，垂直高度基本没有变化。上颌牙槽嵴保存的状态良好，可以确保设定理想的种植体植入位点。图4为诊断用蜡型（最初制订的计划是上下颌均行种植修复治疗，但患者希望只做上颌的治疗）。患者7、7 的近远中位置不同，缩小6的近远中径，获得牙弓整体的平衡性。

种植系统选择诺保科公司的产品（Replace Select Tapered, Nobel Biocare Japan），并计划在使用同公司的种植导板下行种植手术。戴入数字化透明放射导板（**图5~图7**）拍摄CT，可见在上颌后牙区有一部分需要上颌窦提升，对植入种植体几乎没有影响。**图8**为制作完成的Nobel手术导板与工作模型。

使用Nobel手术导板植入种植体（**图9**），6 的初期稳定性不良，没有即刻负重，其他种植体同期戴入暂时性修复体（**图10**）。种植手术的同期对前牙区唇侧进行了牙槽骨修整。

经过3个月的观察，重新制取印模，准备制作第二副螺丝固位的暂时性修复体（**图11**）。此时的暂时性修复体要注意两个形态，一是塑造种植体顶部平台至牙冠边缘线之间的穿龈部形态（transitional contour），二是从冠部延伸至龈沟内部时的穿龈轮廓（emergence profile）。**图12**所示为第二副暂时性修复体戴入2个月后的状态，

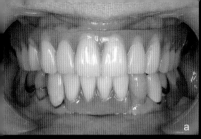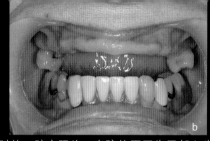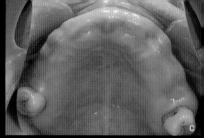

图3a～c　初诊时的口腔内照片。来院的原因为局部义齿咀嚼不适，并希望在美学上改善旧修复体的状况。

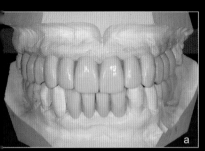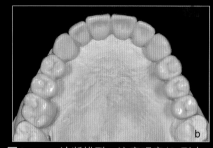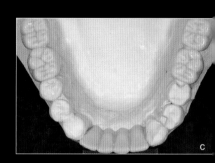

图4a～c　诊断蜡型，注意观察|6 形态。

在计划桥体修复的黏膜面已经获得了理想的卵圆形桥体窝。重新制取印模，利用NobelProcera的软件设计最终基台的形态（**图13**），并在完成的个性化基台上制作第三副暂时性修复体，口内戴入后（**图14**）调整最终的穿龈轮廓。

在观察第三副暂时性修复体状态的同时着手设计最终修复体。此病例接近全牙弓修复，从力学、再修复等方面考虑，采用三部分的分段式修复方法（**图15**），内冠的材质则选择近年来在欧州成为主流修复材料的钴铬合金。图16为在内冠支架上堆瓷完成后的模型。**图17**为戴入口腔内的

状态［技师：小泽达也（原宿齿科工作室）］。虽然是高龄且余留牙较少的病例，但是患者各部分的组织丰满度保存良好，在没有使用牙龈瓷的前提下获得了近似天然牙的修复体。**图18**为数字小牙片，可见内冠支架精确就位在基台上。重新制作下颌的局部义齿，戴入。

治疗结束后定期观察，照片为3年后（**图19**）以及6年后（**图20，图21**）的状况。牙周组织基本没有发生变化，也没有出现骨整合丧失或骨吸收，整体状况良好。现在已经是治疗结束后的第7年，今后也会持续定期观察、维护。

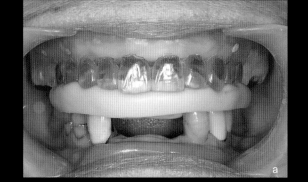

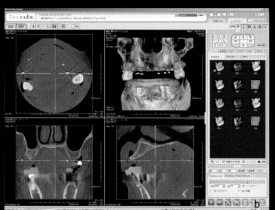

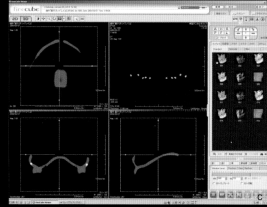

图5a ~ c 制作数字化透明放射导板，使用口腔专用CBCT
拍摄，为制作Nobel手术导板做准备。

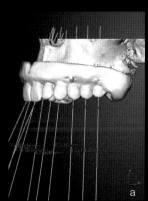

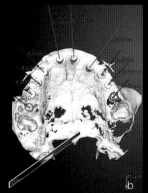

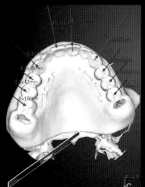

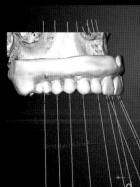

图6a ~ d 设计Nobel手术导板，确保种植体间有良好的平

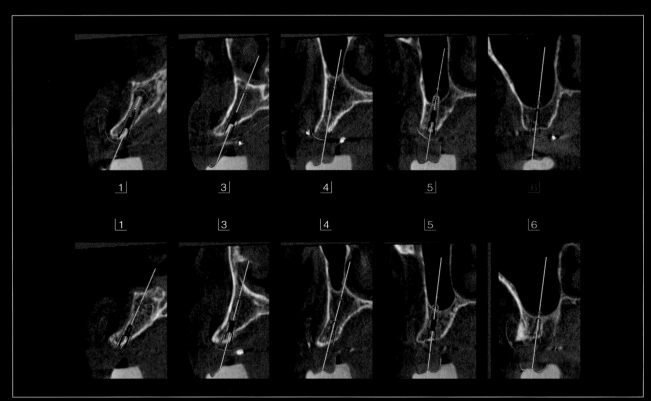

图7 上颌牙槽骨的CBCT图像。后牙区有一部分需要上颌窦提升，对植入种植体几乎没有影响。

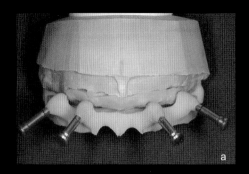

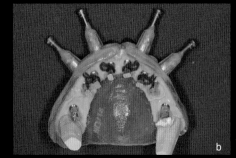

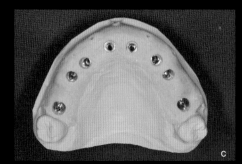

图8a ~ c 制作完成的Nobel手术导板与工作模型。

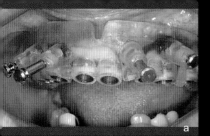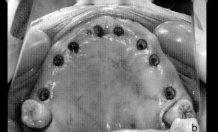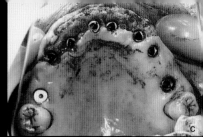

图9a～c 使用Nobel手术导板植入种植体。同时，修整前牙区唇侧的牙槽骨。

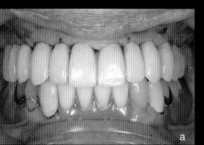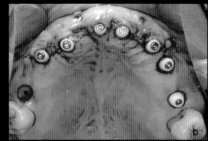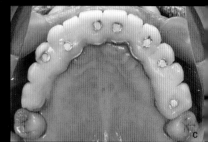

图10a～c 植入种植体后，即刻戴入暂时性修复体。6|的初期稳定性不良，没有
即刻负重。

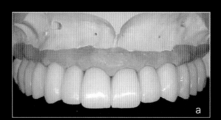

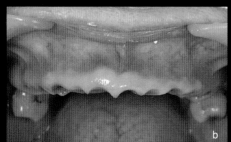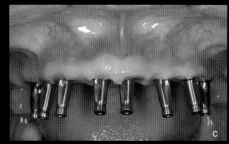

图11a～c 经过3个月的观察，重新制取印模，准备制作第二副暂时性修复体。

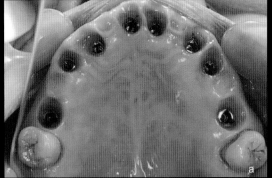
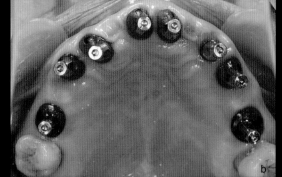
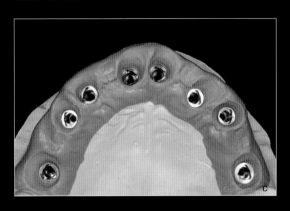

图12a ~ c　制取印模时的咬合面观以及完成的工作模型，准备制作个性化修复基台以及第三副暂时性修复体。

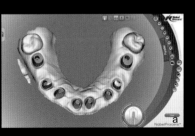
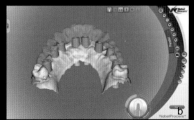
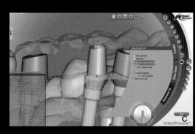
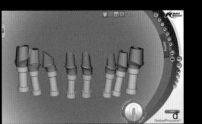

图13a ~ d　利用NobelProcera的软件设计最终修复基台的形态，并在完成的个性化基台上制作第三副暂时性修复体。

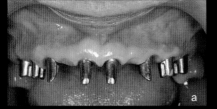
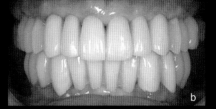

图14a和b 完成后的个性化基台，戴入第三副暂时性修复体。

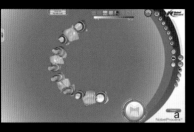
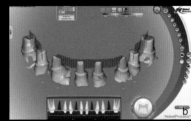
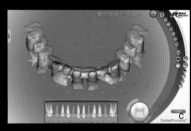

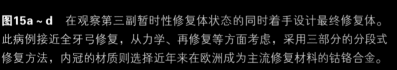
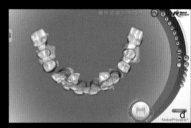

图15a～d 在观察第三副暂时性修复体状态的同时着手设计最终修复体。此病例接近全牙弓修复，从力学、再修复等方面考虑，采用三部分的分段式修复方法，内冠的材质则选择近年来在欧洲成为主流修复材料的钴铬合金。

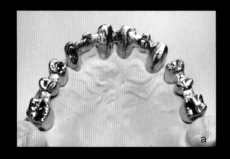
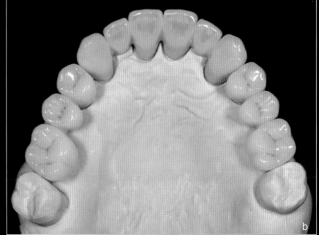

图16a和b 完成的钴铬合金内冠支架与最终修复体。

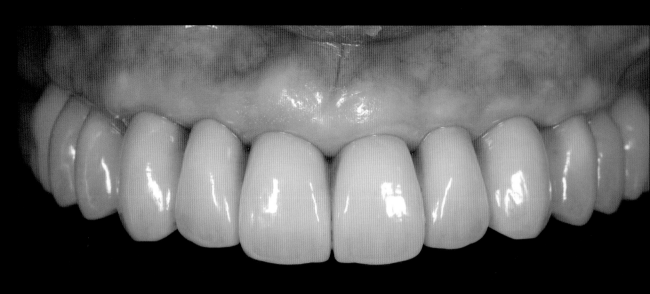

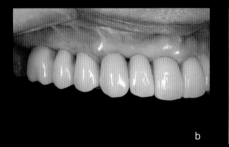

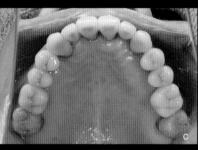

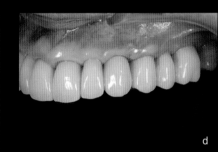

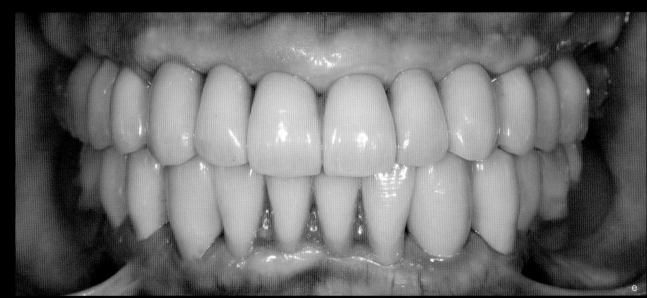

图17a ~ e　最终修复体戴入口腔内的状态［技师：小泽达也（原宿齿科工作室）］。

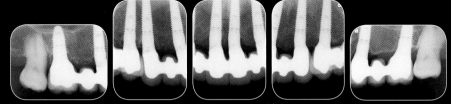

图18 最终修复体戴入后的数字小牙片。

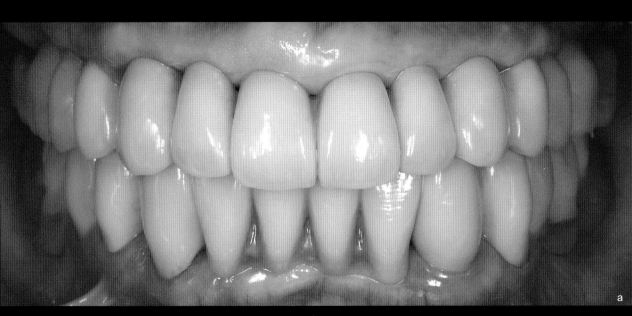

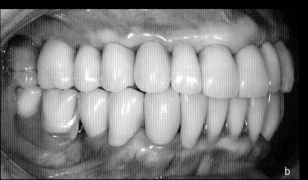

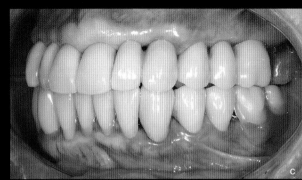

图19a ~ c 最终修复体戴入3年后。

口腔美学修复精粹　第二卷

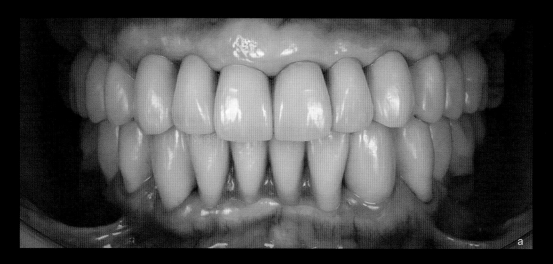

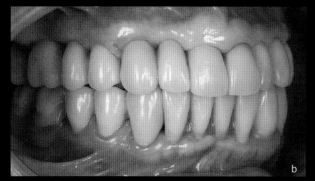
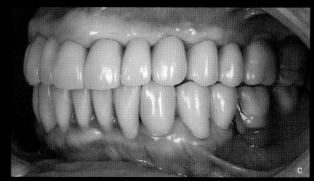

图20a ~ c　最终修复体戴入6年后。

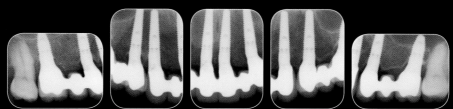

图21　最终修复体戴入6年后的数字小牙片。骨水平有轻
微变化，整体状况良好。

总结

这个病例结束治疗至今已经有7年了，这7年间数字化口腔技术得到了飞跃的发展。这一发展为制订治疗计划提供了方便，尤其对这种大范围的修复病例更有优势，同时也提高了导板下手术的精度。

但是，这些不过是提高了治疗中各部分的精度，实际上对治疗结果影响更大的是各领域专家之间讨论后的制订治疗计划，以及医患之间的信赖关系，也就是"人"这一资源更为重要。只有这样，才能获得长期稳定的理想治疗结果。今后，笔者也会继续追求多学科的团队建设。

参考文献

[1]山﨑長郎. 複雑なインプラント治療における連携治療 上顎無歯顎への最適な補綴を目指して. （In.）夏堀礼二（監修）. Quintessence Dental Implantology別冊 インプラント長期症例成功失敗の分岐点 —OJ10年の軌跡—. 東京：クインテッセンス出版, 2012：106-117.

[2]Rufenacht CR, 丸山剛郎（監訳）. ファンダメンタルズ・オブ・エス テティックス. 東京：クインテッセンス出版, 1994：97-102.

[3]Ortman HR, Tsao DH. Relationship of the incisive papilla to the maxillary central incisors. J Prosthet Dent 1979；42（5）：492-496.

[4]Turbyfill WF, Doudakis J. （Personal communications）. 1989.

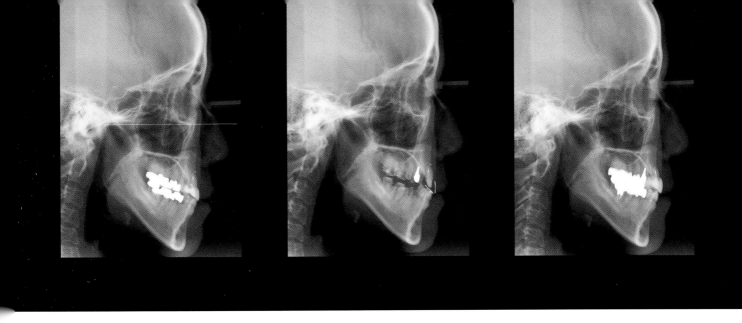

头颅侧位片的测量分析在功能及美学修复中的应用

土屋贤司

土屋齿科诊所 & 工作室
东京都千代田区平河町1-4-12 三信平河町大厦1F

Kenji Tsuchiya, DDS
Tsuchiya Dental Clinic & works

引言

修复治疗中最重要的影响因子是"力的控制"，因此材料和咬合是理所当然需要考量的因素，更重要的是确定正确的牙齿位置（Tooth position）。临床上会遇到很多经历过各种治疗后的病例，其中也不乏一些需要探究其正确牙齿位置的复杂病例。近年，笔者通过分析头颅侧位片来决定上前牙切缘的位置，从而确定咬合平面以及垂直高度。这样不仅可以在美学上获得理想的软组织侧貌，也能恢复正确的咬合功能。

病例介绍

患者为30岁女性，主诉希望重新治疗数年前修复的上颌2颗侧切牙（**图1**）。患者自诉，在接受上颌两侧切牙的全瓷冠修复后，|2出现松动，于是拔除该牙，并切除离体牙的根部，保留冠部（全瓷冠）与邻牙相粘接。在|2拔除不久，2|也出现了松动，患者决定更换医生，来我院就诊。

就诊时，3̄+3 已经有很大的调磨，这是之前的医生为避免上颌前牙区受力而采取的处置，这样就导致了前牙区在正常轻咬合（anterior coupling）的状态下仍然存在间隙。而且为了所谓的美学修复，对 3̄+3 以外的所有牙齿进行了修复治疗。所幸除|1有根尖病灶外，几乎所有的牙齿还是活髓牙。在|1根管内有未除净的金属桩核，其上部为树脂纤维桩，可以想象当时去除金属桩核时的操作应该比较复杂。

之后进行检查、诊断。分析头颅侧位片可以得知，医生为了追求美学修复，在没有考虑患者下颌前突的情况下，制作了上前牙修复体，也就是只将上颌牙冠向唇侧倾斜。笔者首先用蜡型恢复必要的垂直高度，在此基础上制作暂时性修复体，并戴入口中。之后使用复合树脂直接堆塑法，恢复被削磨的下颌前牙区天然牙形态，获得良好的前牙轻咬合状态（anterior coupling）。

使用暂时性修复体一段时间之后，在只戴入前牙区的暂时性修复体的状态下，拍摄头颅侧位片，可以观察到前牙区被抬高1mm，下颌平面角增加1.5°，ANB增加1°。此后的治疗目标为通过正畸治疗适当地将下颌前牙向舌侧移动，获得理想的覆𬌗与覆盖。在上颌两侧侧切牙骨吸收处进行GBR以及CTG术后，使用氧化锆烤瓷桥3̄+3修复上颌前牙区，下颌前牙区则使用e.max Press（Ivoclar Vivadent）制作贴面，其余的牙齿均使用氧化锆烤瓷冠修复。使用Nd：YAG激光去除上颌牙龈的金属色素沉着（外科担当：松本邦夫）。整个治疗周期2年6个月。如正畸后侧貌所示，下唇的位置更自然，口唇周围的紧张度也得到改善。

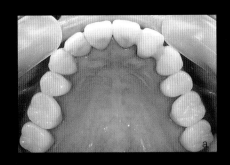

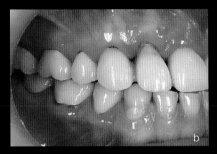
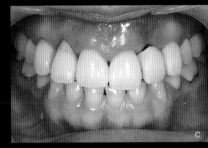
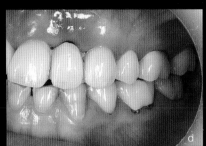

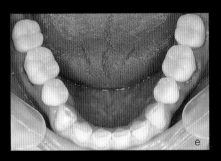

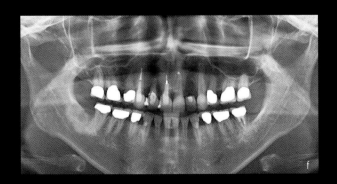

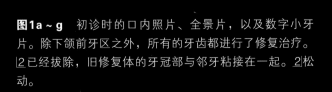

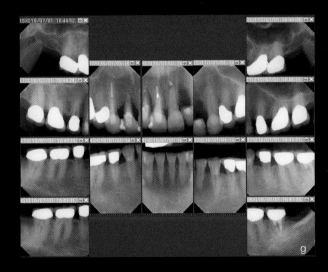

图1a ~ g　初诊时的口内照片、全景片，以及数字小牙片。除下颌前牙区之外，所有的牙齿都进行了修复治疗。2̲已经拔除，旧修复体的牙冠部与邻牙粘接在一起。2̲松动。

图2a ~ d 笔者提倡的"Functional cephalometric analysis"。通过分析头颅侧位片,设定前牙的位置以及咬合平面的位置。这个方法将咬肌与咬合平面的夹角设定为90°,除了预防正畸后的反弹,在防止治疗后修复体破损方面也有很大的临床参考价值。

功能性头颅侧位片分析

1. 咬合高度

2. 咬合平面

3. 咬合曲线

a

1. 咬合高度

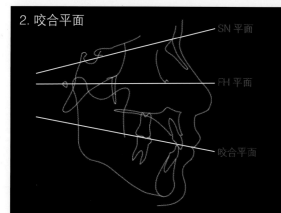

Harvold–McNamara 三角形

Co-A：a
Co-Gn：b
ANS-Me：c

a	b	c	a	b	c	a	b	c	a	b	c
75	92–95	58–60	83	103–106	64–65	91	114–118	70–74	99	129–132	76–80
76	93–96	58–60	84	104–107	65–66	92	117–120	71–75	100	130–133	77–81
77	94–97	59–61	85	105–108	66–67	93	119–122	72–76	101	132–134	78–82
78	95–98	60–62	86	107–110	67–69	94	121–124	72–76	102	135–137	79–83
79	96–99	61–63	87	109–112	67–69	95	122–125	73–77	103	136–139	79–83
80	97–100	62–64	88	111–114	68–70	96	125–127	74–78	104	137–140	80–84
81	99–102	62–64	89	112–115	68–70	97	126–129	75–79	105	138–141	81–85
82	101–105	60–62	90	113–116	69–70	98	128–131	75–79	82	101–105	60–62

b

2. 咬合平面

SN 平面
FH 平面
咬合平面

参考值

FH to occ. 平面　10.0 ± 2.5°

SN to occ. 平面　17.0 ± 2.0°

c

3. 咬合曲线

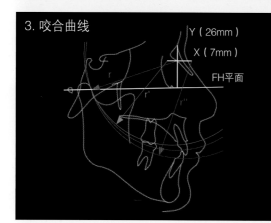

Y（26mm）
X（7mm）
FH平面

从鼻根点引一条垂线至FH平面,将距离FH平面26mm的位置定位圆心,以圆心到髁突前缘的距离设为半径（r）作弧线,这条弧线称为OC线,可以作为设定上颌第一磨牙的近中颊尖以及上颌中切牙切缘的临床基准。

在圆心的X轴方向前后7mm的位置为SD值,分别计算到髁状突前缘的距离并定为r'、r'',这两条弧线为SD线。

d

图3a~d 使用功能性头颅侧位片分析方法分析这个病例。

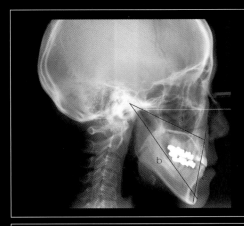

功能性头颅侧位片分析

1. 咬合高度

a. 上颌骨长度：95.0mm
b. 下颌骨长度：135.5mm
c. 下面高：76.0mm

参考值
a：95
b：122~125
c：73~77

a

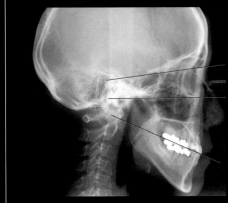

功能性头颅侧位片分析

2. 咬合平面

咬合平面：22.5°
咬合平面：27.0°

参考值
咬合平面：10.0°
咬合平面：17.0°

☑ 高角
☐ 非高角

b

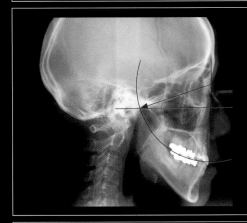

功能性头颅侧位片分析

3. 咬合曲线

第一磨牙下2mm

c

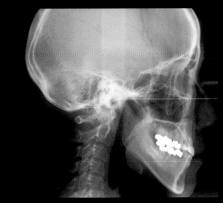

功能性头颅侧位片分析

治疗目标

（1）前牙区VDO增加1~2mm
（2）改变上颌中切牙轴倾度
（3）整平咬合平面
　　　上颌磨牙高度2~3mm以上

d

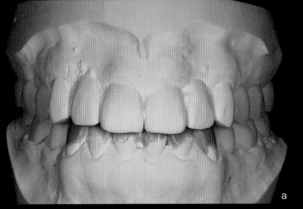
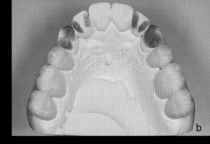
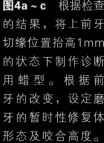
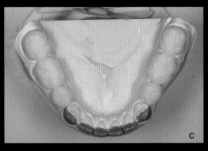
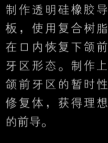

图4a～c 根据检查的结果，将上前牙切缘位置抬高1mm的状态下制作诊断用蜡型。根据前牙的改变，设定磨牙的暂时性修复体形态及咬合高度。制作透明硅橡胶导板，使用复合树脂在口内恢复下颌前牙区形态。制作上颌前牙区的暂时性修复体，获得理想的前导。

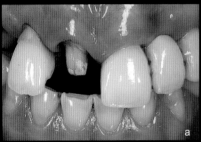
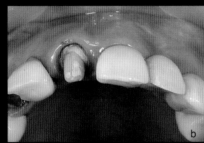
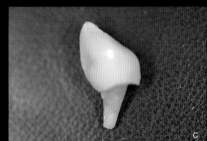

图5a～c 2｜制作树脂纤维桩制作结束后的基牙状态。之前的金属桩核没有完全去除，在切断的金属桩核上部制作树脂纤维桩。

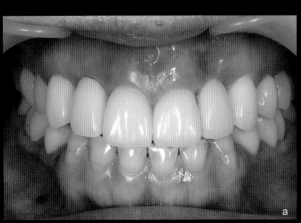
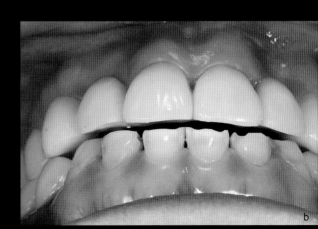

图6a～b 戴入上颌的暂时性修复体后的前牙区状态。之后，在下颌前牙区按照**图4**所述的方法，使用透明硅橡胶导板堆塑复合树脂。

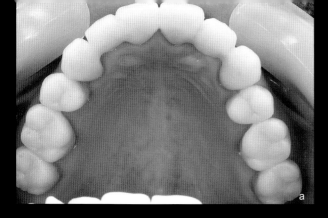

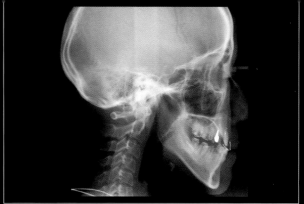

图8 戴入暂时性修复体后的头颅侧位片。因为前牙区的咬合抬高了1mm，所以下颌平面的倾斜增加了1.5°，ANB角增加了1°。然后通过正畸治疗向舌侧移动下颌前牙，获得理想的覆𬌗覆盖关系。

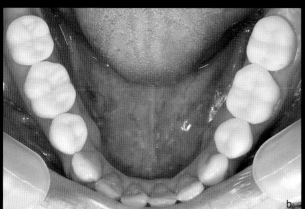

图7a和b 戴入暂时性修复体后的咬合面观。

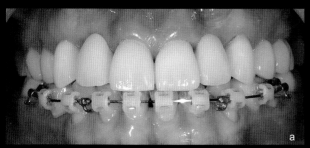

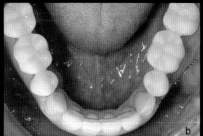

图9a和b 下颌前牙区正畸治疗中（正畸医生：伝法昌広）。

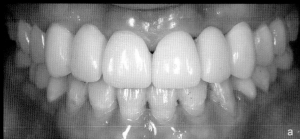

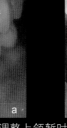

图10a和b 下颌前牙区正畸治疗后，调磨上颌暂时性修复体，重新戴入

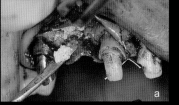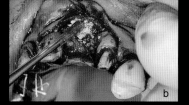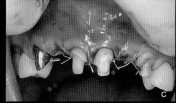

图11a ~ c 2|2因为过度受力与拔牙的影响，牙槽骨明显吸收，在该部位行GBR以及GTR术。

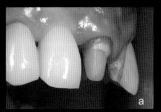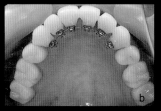

图12a和b 牙周外科术后，为了改善上颌中切牙的长轴，调整暂时性修复体后，开始上颌的正畸治疗。

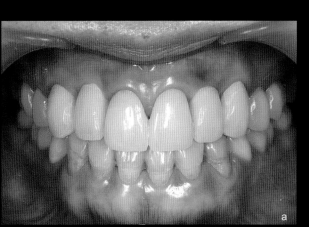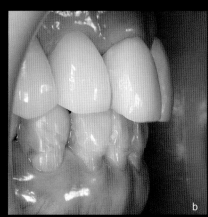

图13a和b 正畸治疗后，上下颌前牙区的长轴均与牙冠修复体的方向一致，获得了良好的前牙轻咬合状态（anterior coupling）。

正畸治疗前　　　　　　　暂时性修复体

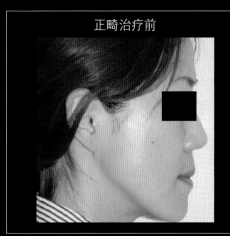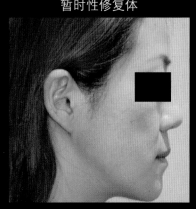

图14 正畸治疗前与戴入暂时性修复体时的侧面观。请注意观察下唇的位置以及口唇周围紧张度的改善。

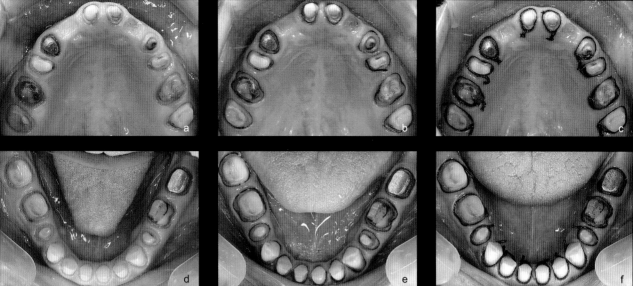

图15a ~ f 制取印模。采用双线法排龈，保证边缘清晰明了。

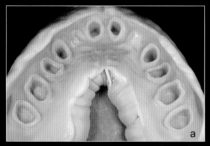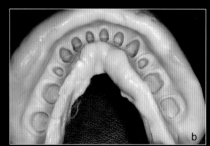

图16a和b 制取到的印模。

修复设计

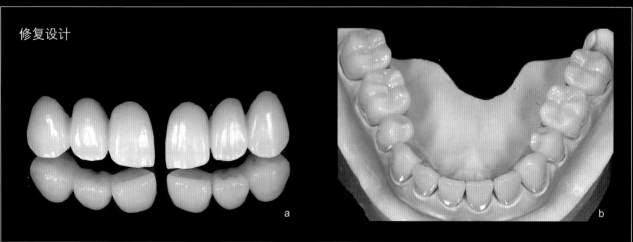

图17a和b 制作完成的修复体〔技师：土屋 觉氏（Dent Craft Studio）〕。下颌前牙区使用e.max Press（Ivoclar Vivadent），其余位置均使用氧化锆烤瓷冠修复。

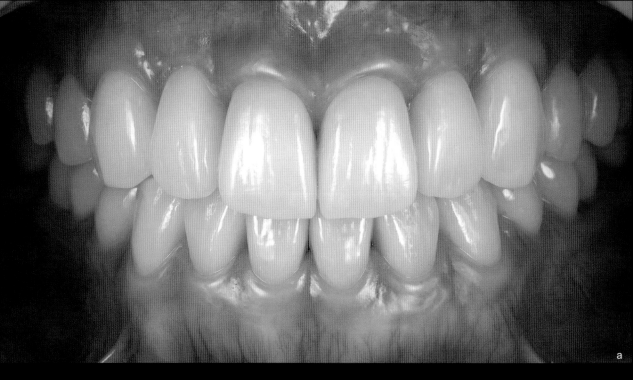

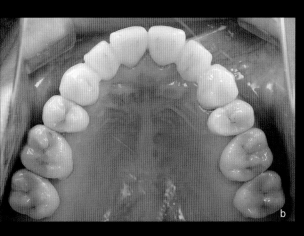

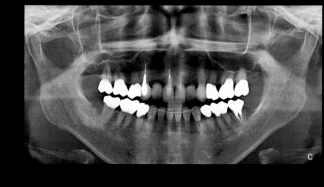

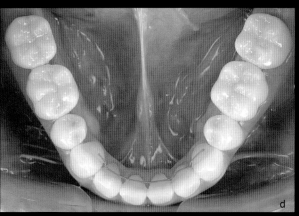

图18a ~ d 戴入最终修复体时。

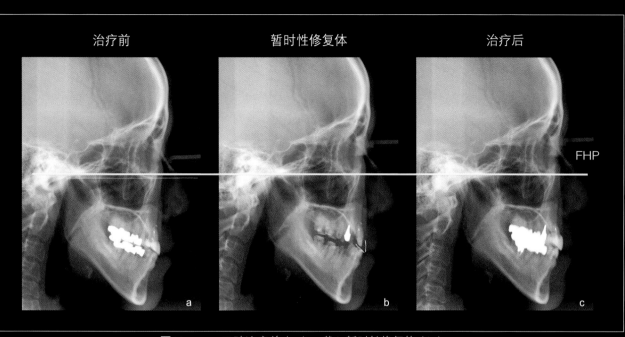

治疗前	暂时性修复体	治疗后

FHP

a b c

图19a ~ c 正畸治疗前（a），戴入暂时性修复体（b），以及戴入最终修复体时（c）的头颅侧位片变化。

总结

进行修复治疗时，美学与功能两要素缺一不可，单单重视哪一方面都是造成远期不良效果的诱因。本章介绍的是对已经接受过大范围治疗的患者进行二次修复，通过分析头颅侧位片，以骨骼为基础决定理想的牙齿位置，恢复正常的功能，确保长期稳定的美学效果。一旦确保有整齐且功能正常的牙齿，理想的美学效果也将自然显现。

参考文献

[1] McNamara JA Jr, Ellis E 3rd. Cephalometric analysis of untreated adults with ideal facial and occlusal relationships. Int J Adult Orthodon Orthognath Surg 1988；3（4）：221-231.

[2] Harvold EP. The activator in interceptive orthodontics. St Louis : C.V. Mosby Co, 1974.

[3] 本吉満. 第5章 诊断：垂直的指標. In 本吉満（著），清水典佳（監）. テンポラリーアンカレッジデバイス（TAD）による矯正歯科治療 埋入手技と治療のメカニクス. 東京：クインテッセンス出版，2006；46-50.

[4] 本吉満. 咬合平面のバイオメカニクス. In 伊藤学而，花田晃治（編）. 別冊 ザ・クインテッセンス 臨床家のための矯正 YEAR BOOK '99. 東京：クインテッセンス出版，1999；75-82.

微笑设计在前牙美学修复中的应用

Toyokazu Chiba, DDS
Chiba DENTAL CLINIC

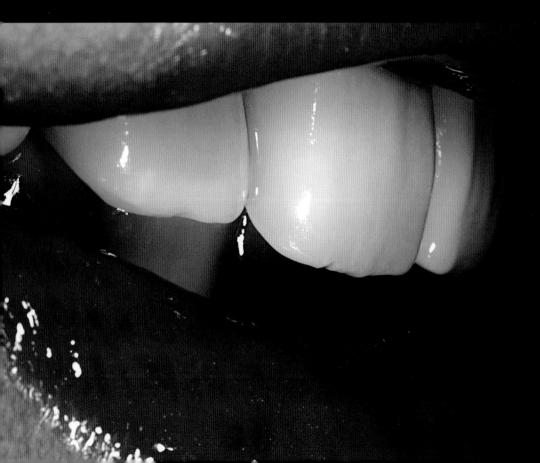

应用CEREC和微笑设计检查、诊断前牙美学修复的病例

千叶丰和

千叶齿科诊所

北海道札幌市中央区南8条西9

引言

口腔治疗中的数字化应用已经从单纯的制作修复体，转化为现阶段在不同领域的综合应用。在天然牙方面可以制作氧化铝或氧化锆内冠、嵌体、氧化锆长桥，在种植修复方面、可以制作纯钛、氧化锆基台以及以PIB为代表的种植桥修复体。在种植手术时，也可以利用CT影像与设计软件的组合，制作数值化外科导板。随着这些日常口腔数字化的进展，时至今日口腔数字化应用已经活跃在更多的领域。

口腔数字化不仅应用在以隐适美（Align Technology）为代表的无托槽隐形正畸治疗上，也可以利用CAD/CAM检查、诊断，设计托槽，决定托槽位置，并使用3D打印机制作间接粘接定位导板。在活动修复领域虽然还不能应用于临床，但对局部义齿以及总义齿的检查、诊断、设计、加工等环节也在逐步实现数字化。笔者认为，口腔的数字化今后会不仅仅应用于制作、加工，与虚拟诊断用蜡型相似，在检查、诊断方面也将不断发展。

CEREC系统（西诺德牙科设备）的微笑设计（Smile Design）这一软件已经广泛应用于临床诊断。这个软件可以将面部照片转换成三维图像，并扫描模型、诊断用蜡型与其整合在一起，而且还可以将数字虚拟的治疗计划与三维图像进行匹配，用虚拟的手段确认最终修复体与面部的协调性。目前为止，临床确认牙列与面部关系的检查方法是，通过二维的面部照片资料进行诊断，将设计的牙冠形态利用诊断用蜡型的方式体现出来，但这种模拟的方法无法将两者关联在一起。而这个软件可以将面部图像与诊断用蜡型进行匹配，作为一个整体的三维图像供使用者确认，称得上是一个划时代的检查方法。

以下这个前牙区美学修复的病例，将使用微笑设计检查、诊断，并进行三维图像虚拟的方法供大家参考。

病例介绍

20岁女性的初诊患者，主诉是希望将牙齿做漂亮。初诊时的口内照片显示，牙齿的大小与牙槽骨关系失衡导致牙列严重拥挤，左侧的后牙为完全远中错𬌗，右侧为轻度远中错𬌗的状态（**图1~图3**）。

全口正畸治疗

为了解决患者的问题，笔者决定通过全口正畸治疗将左右尖牙以及第一磨牙的关系改善至中性。但患者自身牙齿比较大，尤其上颌中切牙的宽度大于平均值，所以正畸后前牙区轻度的唇侧倾斜。这个病例最大的遗憾在于牙齿移动量大，加之正畸过程中矫治力过大，导致了前牙区牙根严重吸收（**图4和图5**）。

利用微笑设计检查面部与牙齿形态

正畸结束后，患者自己也希望缩小上颌中切牙的宽度，同时内收4颗前牙。无论是检查面部与牙列的关系（**图6**），还是观察记存模型（**图7**），都能够得出牙冠长宽比不协调的结论，这也是引起上颌中切牙、侧切牙轻度唇斜的原因。右上中切牙牙冠宽度9.5mm，大于牙冠宽度平均值。在患者要求的基础上，考虑面部、嘴唇的关系，笔者认为将牙冠宽度减少1mm是比较理想的结果（**图8**）。

之后，使用微笑设计将诊断用蜡型与三维面部图像整合，确认牙齿形态是否与面部协调。临床上一般采用传统的测量方法对面部进行评估（**图9**），但这样无法确认最终修复体的形态与面部是否协调。微笑设计可以将诊断蜡型或者虚拟诊断蜡型的牙齿形态与三维面部图像整合，通过可视的方式确认最终修复体形态与面部的协调性。

这种方式的操作方法是，首先用软件在二维面部照片上选取16个测量点，之后用电脑将二维的面部照片转化为三维图像（**图10**）。扫描牙列模型，将扫描数据与三维图像整合，模拟面部与牙列之间的关系。模拟的方法有两种，一种是扫描制作完成的诊断用蜡型，将数据与三维图像整合，另一种是直接扫描牙列模型，在获得的数据上制作虚拟诊断用蜡型。虚拟的三维图像可以以拖拉的方式上下左右任意观察，还可以设定、确认切缘位置与面部的三维关系，是医生、技师以及患者了解治疗目标的临床利器。

这个病例首先把面部照片转换为三维图像，之后将其与记存模型的扫描数据整合，在电脑上重现口腔内的状况（**图11和图12**），确认面部、口唇以及牙列的位置关系。之后，设定最终目标，制作诊断用蜡型（**图13**）并扫描，将牙冠形态的三维数据与面部整合，进行评估（**图14和图15**）。这样就可以确认诊断用蜡型的牙冠形态与面部的协调性是否理想，上颌前牙区与唇舌的位置关系是否正确，便于确认最终治疗目标。这个诊断用蜡型满足了患者对牙冠形态的要求，也改善了唇舌向的位置关系，因此将微笑设计的图像作为最终目标，开始治疗。

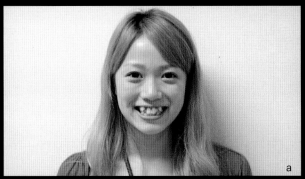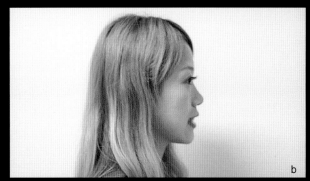

图1a和b 初诊时的面部照片。a：正面观。b：侧面观。

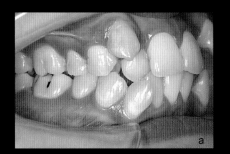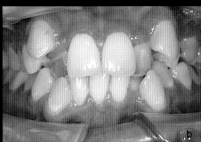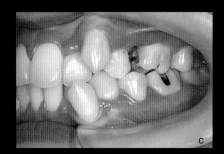

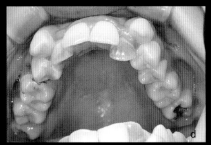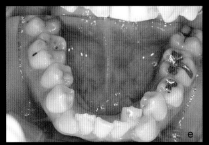

图2a ~ e 初诊时的口内照片。

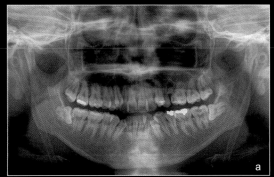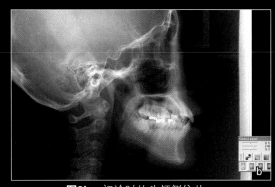

图3a 初诊时的全景片。　　　　　　　**图3b** 初诊时的头颅侧位片。

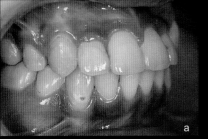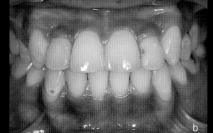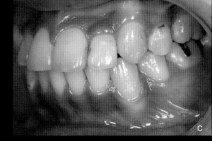
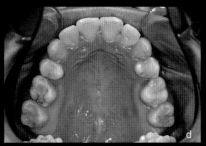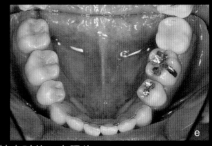

图4a ~ e 正畸治疗结束时的口内照片。

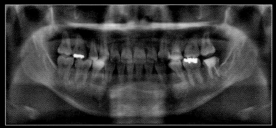

图5 正畸治疗结束时的全景片。可见上颌4颗前牙有明显的根吸收。

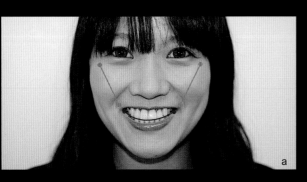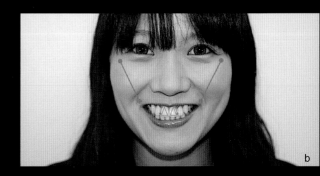
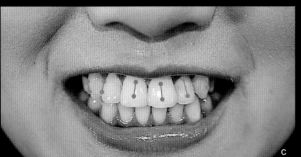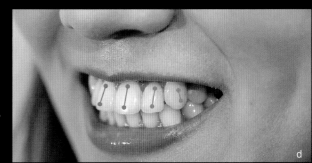

图6a ~ d 分析面部与牙列的关系。

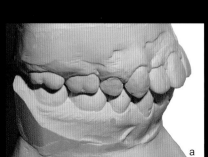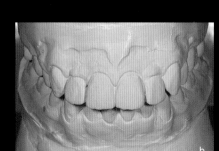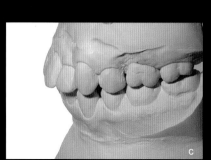

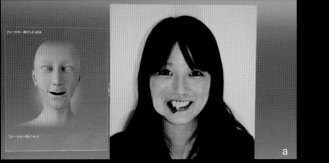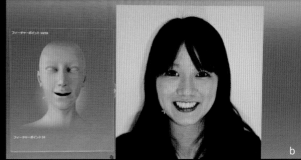

图10a和b 用软件在二维面部照片上选取16个测量点，之后用电脑将二维面部照片转化为三维图像。

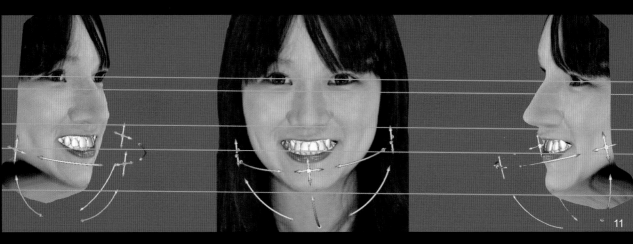

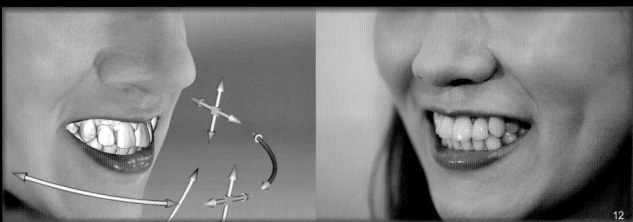

图11和图12 将记存模型的扫描数据与面部的三维图像整合，在电脑上重现面部、口唇以及牙列的位置关系。

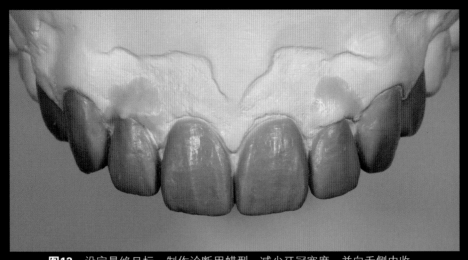

图13 设定最终目标，制作诊断用蜡型。减少牙冠宽度，并向舌侧内收。

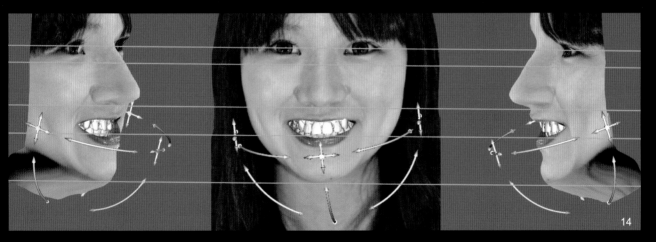

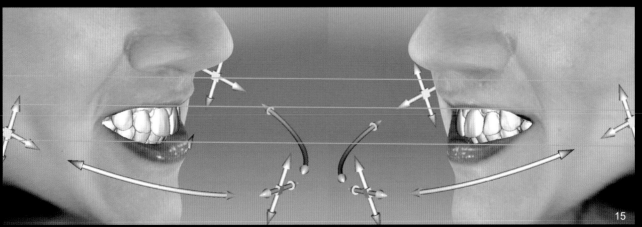

图14和图15 扫描诊断用蜡型的牙冠形态，将数据与面部整合进行评估。这样就可以确认诊断用蜡型的牙冠形态与面部的协调性是否理想，便于确认最终治疗目标。

预防牙根吸收的方法

因为在修复治疗开始之前就发现上颌前牙区存在明显的牙根吸收，所以在选择修复材料和方法时需要更多的考量。从全景片可以观察到上颌左右中切牙、左侧侧切牙有过度的牙根吸收，虽然没有松动，但远期效果令人担忧。为了解决这个问题，如果选择全瓷连冠修复，那连接的位置将会影响前牙区美学的恢复。在保证微创的前提下，笔者与担当口腔技师商量后决定在舌侧邻接处牙釉质的范围内使用含有纤维带的树脂核增加固定效果。

整个制作的流程是，在模型上假定牙釉质的范围内制备一个箱体状形态后制取印模，确认是否有足够维持强度的厚度（**图16**）。使用纤维带、复合树脂（**图17**）在模型上制作树脂核（**图18**），并设置手柄（**图19**）以方便在口内试戴等操作。同时为了确保在口内获得同样的制备形态，让技师制作导板供牙体预备时使用（**图20**，**图21**）。

正畸治疗结束，按照医嘱保持一段时间后，在上颌4颗前牙（**图22**）戴入导板，将牙体预备的范围尽可能控制在牙釉质内（**图23**）。最初计划在左右中切牙之间也增加固定装置，但考虑到有可能影响最终修复体正中形态的自由度，于是决定只在中切牙与侧切牙的邻接处使用内藏纤维带的复合树脂核进行预防性固定（**图24**），固定后开始唇侧的贴面预备。

牙体预备

在设计基牙肩台位置时，注意不要破坏生物学宽度（Biologic width），保全健康的牙周组织，目标是制作与之相协调的修复体（**图25**）。在制备前，先使用硅橡胶重体制取诊断用蜡型的咬合面印模，然后在模型上模拟口内制备。牙冠宽度的改变导致上颌中线稍向右侧偏移（**图26**），因此在贴面预备时需要延伸至中切牙近中侧，才能使最终修复体获得理想的形态。开始前将导板戴入口内再次确认（**图27**）后方可进行牙体预备。贴面预备时尽可能将制备范围控制在牙釉质内，同时确保龈上肩台。但考虑到最终修复体形态，必须将正中邻接面的制备延伸至舌侧；另外，考虑到整体向舌侧内收前牙，需要有意识地制备第二面以及第三面的形态（**图28**）。牙体预备结束后，制取印模（**图29**），交给技工所制作修复体。

制作最终修复体、戴入

分离、修整工作模型（**图30**）后，开始制作最终修复体。使用CEREC inLab系统（**图31**），VITA SUPRINITY的琥珀瓷制作内冠（**图32**），它的主要成分是硅酸锂玻璃陶瓷。这个瓷块与其他材料相比，不但具有一定的强度（420MPa），而且还有良好的透光性，是美学修复的首选材料。在扫描数据上设计贴面内冠形态后，进行切割（**图33**）。之后进行内染色，结晶烧结，表现各种色调细节（**图34**），使用切割代型的树脂模型，在技工所内模拟牙龈，确认戴入后的色调（**图35**）。

完成前牙贴面。戴入口内后（**图36**），对右侧尖牙、第一前磨牙以及左侧第一前磨牙行全瓷冠预备，制取印模。同时，重新预备左侧尖牙贴面的基牙形态，并重新制取印模（**图37**）。制作工作模型（**图38**），再次扫描，在扫描的数据上设计全瓷冠、贴面形态（**图39**），使用相同的材

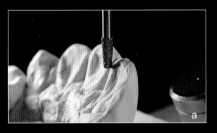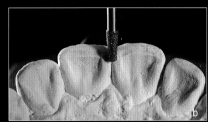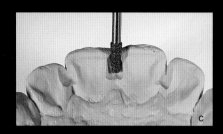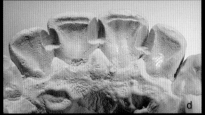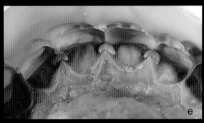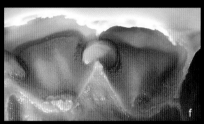

图16a ~ f 为了预防牙根吸收，在舌侧邻接处牙釉质范围内使用含有纤维带的树脂核增加固定效果。先在模型上假定牙釉质的范围内制备一个箱体状形态，随后制取印模，确认是否有足够维持强度的厚度。

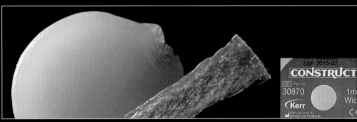

图17 使用纤维带、复合树脂。

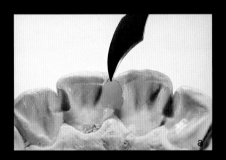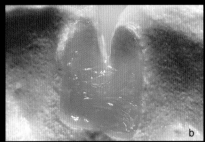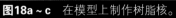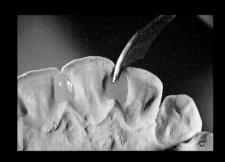

图18a ~ c 在模型上制作树脂核。

料VITA SUPRINITY制作内冠、内染色、上釉烧结完成（**图40和图41**）。上颌前牙区贴面以及全瓷冠戴入后（**图42**），实现了当初患者对牙冠形态、唇舌向位置关系的诉求，并获得了理想的结果。患者对正面、侧面口唇与牙列的关系都十分满意（**图43**）。

戴入一段时间后复查，修复体与牙周组织之间关系良好，牙周组织没有出现任何问题（**图44**）。整体看来，治疗结果与当初基于面部、口内状况检查、诊断进行的微笑设计和治疗目标相当接近，最终获得了患者满意的美学效果及功能恢复（**图45**）。

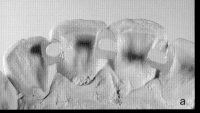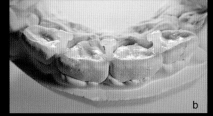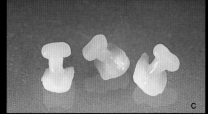

图19a ~ c 在树脂核上设置手柄，方便在口内试戴等操作。

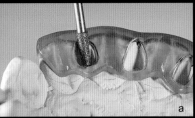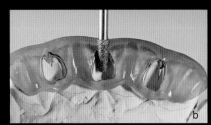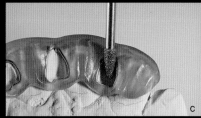

图20a ~ c 为了确保在口内获得同样的制备形态，制作导板，在口内牙体预备时使用。

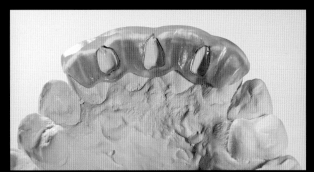

图21 制作的导板。

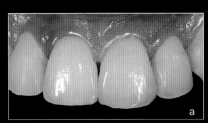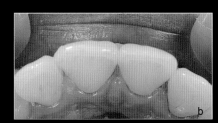

图22a和b 正畸结束保持一段时间后的上颌4颗前牙。

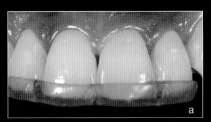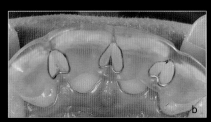

图23a和b 戴入导板，将牙体预备的范围尽可能控制在牙釉质内。

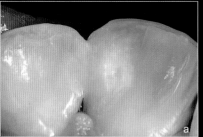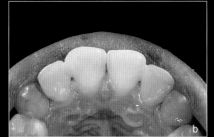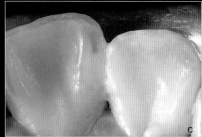

图24a~c 使用内含纤维带的复合树脂核对左右中切牙与侧切牙之间的邻接部进行预防性固定。

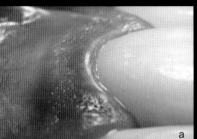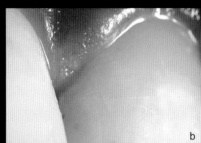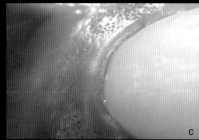

图25a~c 在设计基牙肩台位置时，注意不要破坏生物学宽度（Biologic width），保全健康的牙周组织，目标是制作与之相协调的修复体。

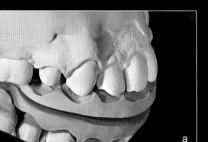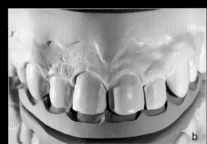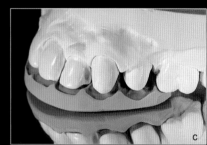

图26a~c 使用硅橡胶重体制取诊断用蜡型的咬合面印模，之后在模型上模拟口内制备，因为改变了牙冠宽度，中切牙的中线位置稍向右侧偏移。

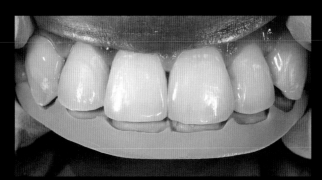

图27 牙体预备之前，需将导板戴入口内再次确认。

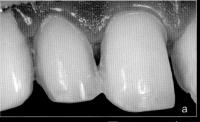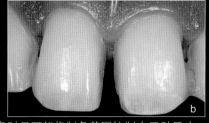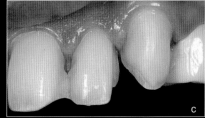

图28a ~ c　贴面预备时尽可能将制备范围控制在牙釉质内，同时确保龈上肩台。但考虑到最终修复体形态，必须将正中邻接面的制备延伸至舌侧；另外，考虑到整体向舌侧内收前牙，需要有意识地制备第二面以及第三面的形态。

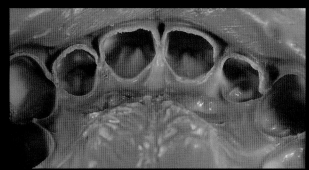

图29　制取印模。

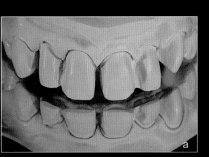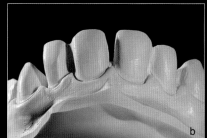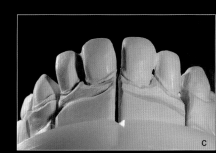

图30a ~ c　工作模型。

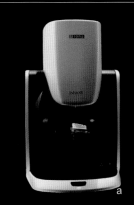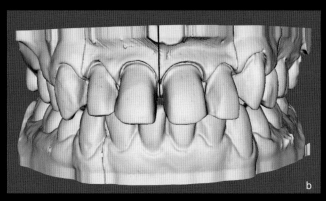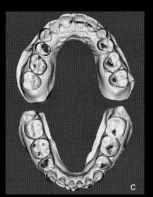

图31a ~ c　CEREC inLab系统与工作模型的扫描数据。

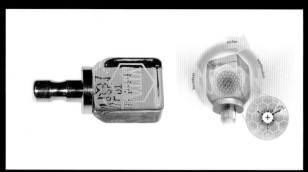

图32 使用VITA SUPRINITY的琥珀瓷制作内冠,其主要成分是硅酸锂玻璃陶瓷。

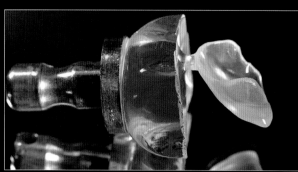

图33 在扫描数据上设计贴面内冠形态后,进行切割。

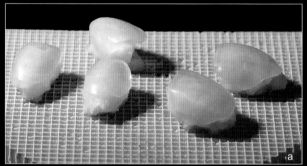

图34a和b 在内冠上进行内染色、结晶烧结,表现各种色调细节。

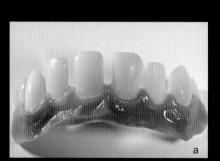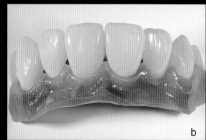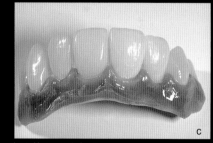

图35a ~ c 使用切割代型的树脂模型在技工所内模拟口内颜色,确认戴入后的色调。

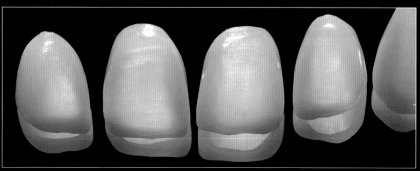

图36 完成的前牙贴面。

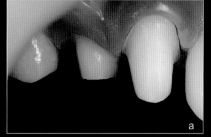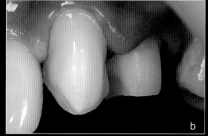

图37a和b 对右侧尖牙、第一前磨牙以及左侧第一前磨牙行全瓷冠预备，制取印模。同时，重新制取左侧尖牙贴面的印模。

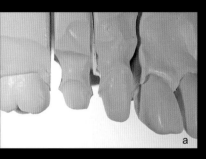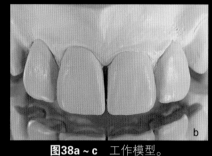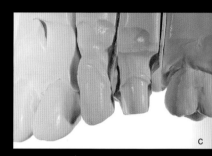

图38a ~ c 工作模型。

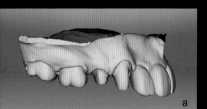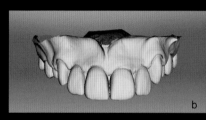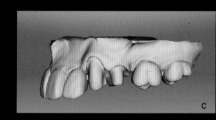

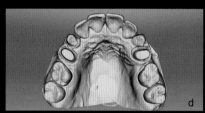

图39a ~ d 再次扫描，在扫描的数据上设计全瓷冠、贴面形态。

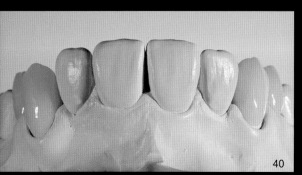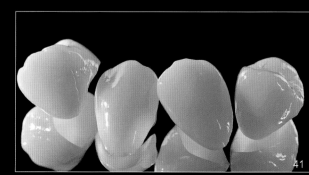

图40和图41 使用相同材料VITA SUPRINITY制作内冠、内染色、上釉烧结完成的

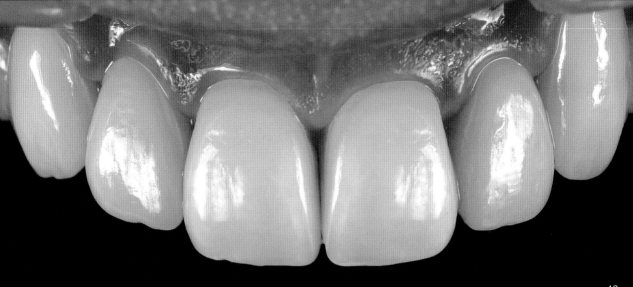

42a

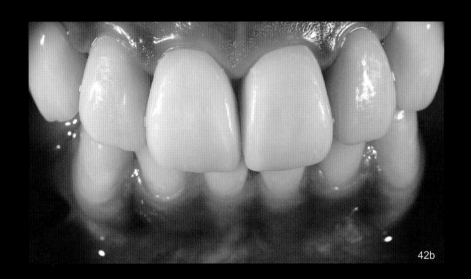

42b

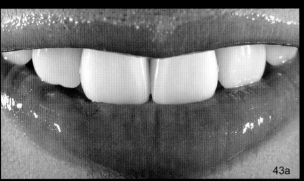

43a

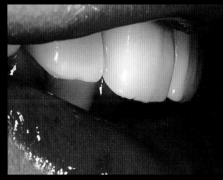

43b

图42a和b 贴面及全瓷冠戴入后的状态［技师：山本尚吾先生（art&experience B e R）］。

图43a和b 实现了当初患者对牙冠形态、唇舌向位置关系的诉求，获得了理想的结果。患者对正面、侧面口唇与牙列的关系都十分满意。

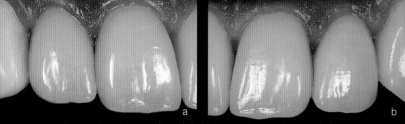
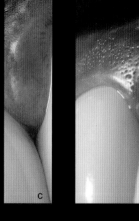

图44a ~ d 戴入一段时间后复查，修复体与牙周组织之间关系良好。

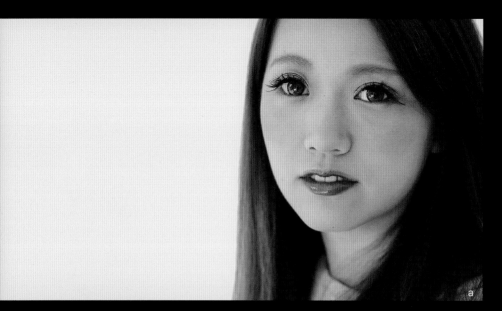

图45a和b 最终获得了患者满意的美学效果及功能恢复，协调了面部与口腔内牙列的关系。

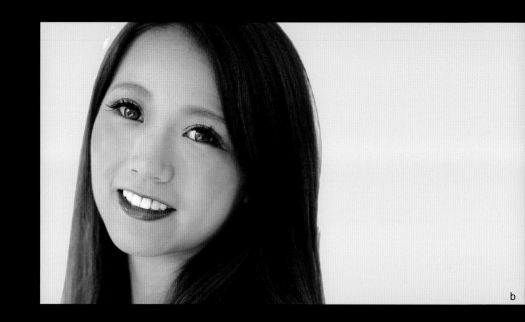

总结

这次介绍的是使用CEREC系统的微笑设计对前牙美学修复进行检查、诊断的病例。这个软件可以将面部与诊断用蜡型整合并在电脑屏幕上模拟，这在以前是不可能的。屏幕的视觉效果更有利益于明确诊断，确认美学修复的治疗方案。今后，数字化口腔技术应该会应用到更广的领域，涉及治疗计划到制作修复体这一系列环节。数字化口腔技术带来的不仅仅是高效、简洁，未来的数字化口腔技术将会有更高的精度、更强大的稳定性，以及更低价的成本。

参考文献

[1]Mauro Fradeani（著），山﨑長郎（監訳）．エステティックリハビリテーション VOLUME1 補綴治療のための審美分析．東京：クインテッセンス出版，2005．

[2]Magne P, Douglas WH. Porcelain veneers: dentin bonding optimization and biomimetic recovery of the crown. Int J Prosthodont 1999；12（2）：111-121.

[3]Magne P, Kim TH, Cascione D, Donovan TE. Immediate dentin sealing improves bond strength of indirect restorations. J Prosthet Dent 2005；94（6）：511-519.

[4]Fradeani M, Barducci G, Bacherini L, Brennan M. Esthetic rehabilitation of a severely worn dentition with minimally invasive prosthetic procedures（MIPP）. Int J Periodontics Restorative Dent 2012；32（2）：135-147.

[5]Gurel G, Yerusalmi B M, Shayder A. Monolithic CAD/CAM porcelain laminate veneers with external staining. QDT 2013；36：174-182.

[6]Coachman C. Emotional dentistry. The 24th International symposium on ceramics. June 6-8, 2014；Hollywood, L. A. CA.

[7]Magne P, Douglas WH. Design optimization and evolution of bonded ceramics for the anterior dentition: a finite-element analysis. Quintessence Int 1999；30（10）：661-672.

[8]Magne P, Belser UC. Porcelain versus composite inlays/onlays: effects of mechanical loads on stress distribution, adhesion, and crown flexure. Int J Periodontics Restorative Dent 2003；23（6）：543-555.

[9]Magne P, Douglas WH. Design optimization and evolution of bonded ceramics for the anterior dentition: a finite-element analysis. Quintessence Int 1999；30（10）：661-672.

[10]Rifkin R. Facial analysis: a comprehensive approach to treatment planning in aesthetic dentistry. Pract Periodontics Aesthet Dent 2000；12（9）：865-871；quiz 872.

[11]Vig RG, Brundo GC. The kinetics of anterior tooth display. J Prosthet Dent 1978；39（5）：502-504.

[12]Tjan AH, Miller GD, The JG. Some esthetic factors in a smile. J Prosthet Dent 1984；51（1）：24-28.

[13]Behrend DA. An improved esthetic control system. Int J Prosthodont 1988；1（1）：80-86.

[14]Arnett GW, Bergman RT. Facial keys to orthodontic diagnosis and treatment planning. Part I. Am J Orthod Dentofacial Orthop 1993；103（4）：299-312.

[15]Strub JR, Türp JC. Esthetics in dental prosthetics: Fundamentals and Treatment Concept. In Fischer J（ed）. Esthetics and Prosthetics: An Interdisciplinary Consideration of the State of the Art. Chicago: Quintessence Pub, 1999；1-30.

[16]Lee RL. Standardized head position and reference planes for dento-facial aesthetics. Dent Today 2000；19（2）：82-87.

[17]Chiche GJ, Aoshima H. Functional versus aesthetic articulation of maxillary anterior restorations. Pract Periodontics Aesthet Dent 1997；9（3）：335-342；quiz 343.

[18]Mack MR. Perspective of facial esthetics in dental treatment planning. J Prosthet Dent 1996；75（2）：169-176.

[19]Prahl-Andersen B, Boersma H, van der Linden FP, Moore AW. Perceptions of dentofacial morphology by laypersons, general dentists, and orthodontists. J Am Dent Assoc 1979；98（2）：209-212.

[20]Yuen SW, Hiranaka DK. A photographic study of the facial profiles of southern Chinese adolescents. Quintessence Int 1989；20（9）：665-676.

[21]Gürel G. Smile design. In: Gürel G（ed）. The Science and Art of Porcelain Laminate Veneers. London: Quintessence Pub, 2003；101.

[22]Dong JK, Jin TH, Cho HW, Oh SC. The esthetics of the smile: a review of some recent studies. Int J Prosthodont 1999；12（1）：9-19.

[23]Burstone CJ. Lip posture and its significance in treatment planning. Am J Orthod 1967；53（4）：262-284.

[24]Matthews TG. The anatomy of a smile. J Prosthet Dent 1978；39（2）：128-134.

[25]Peck S, Peck L, Kataja M. The gingival smile line. Angle Orthod 1992；62（2）：91-100；discussion 101-102.

[26]Mackley R.J. An evaluation of smiles before and after orthodontic treatment. Angle Orthod 1993；63：183-189.

[27]Mackley RJ. An evaluation of smiles before and after orthodontic treatment. Angle Orthod 1993；63（3）：183-189；discussion 190.

[28]Chiche GJ, Pinault A. Replacement of deficient crowns. In Chiche GJ, Pinault A（eds）. Esthetics of Anterior Fixed Prosthodontics. Chicago: Quintessence Pub, 1994；53-73.

[29]Goldstein RE. Esthetics in dentistry. Ontario: BC Decker Inc, 1998.

[30]Kokich VG, Spear FM. Guidelines for managing the orthodontic-restorative patient. Semin Orthod 1997；3（1）：3-20.

[31]Sanavi F, Weisgold AS, Rose LF. Biologic width and its relation to periodontal biotypes. J Esthet Dent 1998；10（3）：157-163.

[32]山﨑長郎．審美修復治療 複雑な補綴のマネージメント．東京：クインテッセンス出版，1999．

[33]山﨑長郎（監）．歯科臨床のエキスパートを目指して1 コンベンショナルレストレーション．東京：医歯薬出版，2004．

[34]山﨑長郎（監）．歯科臨床のエキスパートを目指して2 ボンディッドレストレーション．東京：医歯薬出版，2006．

[35]山﨑長郎．エステティック クラシフィケーションズ 複雑な審美修復治療のマネージメント．東京：クインテッセンス出版，2009．

[36]土屋賢司，瀬戸延泰，千葉豊和．歯冠修復治療における基本原則を理解する．補綴臨床2006；39（5）：496-506．

[37]小濱忠一．前歯部審美修復 天然歯編．東京：クインテッセンス出版，2007．

[38]山﨑長郎（監），千葉豊和，小峰太（編）．補綴臨床別冊 オールセラミックス・プレパレーション 支台歯形成の理論と実際．東京：医歯薬出版，2010．

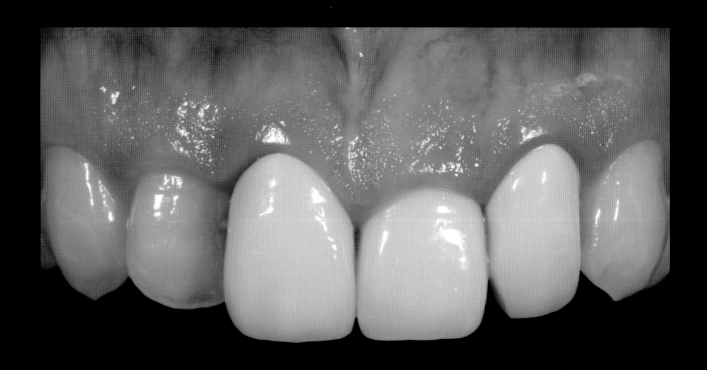

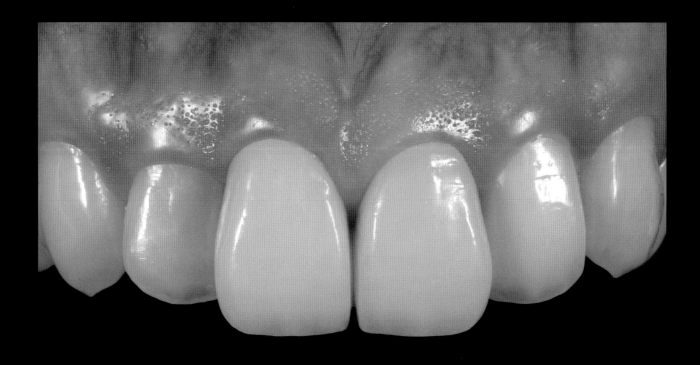

左右对称性中切牙的牙龈架构
（Gingival Framework）
——龈下外形的临床考量

木林博之
木林齿科诊所
京都府长冈京市开田1-21-21

森田 诚
京都齿立屋
京都府长冈京市开田1-21-24

Hiroyuki Kibayashi, RDT, DDS, PhD
Kibayashi Dental Clinic

Makoto Morita, RDT
Kyoto Shitateya

摘要

在美学修复的世界里，上颌左右中切牙的对称性非常重要，会直接左右美学修复的结果。牙龈扇形（Scallope）形态的对称性，很大程度上限制了牙冠形态，也是影响牙冠、口唇之间协调性的原因。在进行修复治疗时，常常需要调整扇形形态以及牙龈乳头，也就是需要改变牙龈架构。临床上一般采用正畸或牙周外科的方法，也有通过改变修复体龈下外形的形态来改变牙龈架构的方法。

修复天然牙时，整个口腔医学界对牙冠外形的要求有许多不同的理念，至今没有一个明确的结论。但大家一致认为牙冠外形对牙周组织的影响巨大，也是左右美学修复结果的重要因素。这里，我们将利用以下这个天然牙修复的病例结合文献，介绍如何使用修复体调整牙龈架构，获得左右对称性中切牙。

引言

左右中切牙的对称性与全牙列的不对称性

从文献的结果可以得知，在日常生活中大笑的状态下，约七成人群可以观察到前牙至前磨牙的形态[1-3]，九成人群可以观察到牙龈乳头[1,3,4]。因此在进行前牙区美学修复时，调整牙龈的扇形形态以及牙龈乳头的形态[5,6]必不可少，也就是需要控制牙龈架构[7-9]。

Chiche、Fradeani等大师们在著作中也提到，上颌左右中切牙的龈缘对称是不可或缺的，但是侧切牙后方的牙齿可以有一定程度的不对称性[10-12]。虽然生物不存在绝对的对称性，但是为了获得理想的美学，有必要战略性地保证中切牙之间的对称性。牙列修复的目标不是左右的绝对对称，而是需要保留个性的自然美，指标就是"大致的左右对称而非绝对对称"。赋予什么程度的非对称性，才能恢复美学，获得整体牙列的协调性，这些则由术者的感受能力、技术以及艺术品位等决定。

非对称性牙颈线的原因与处理方法（Gingival Framework）

牙齿相对的位置（水平、垂直）、牙颈部附近的牙根形态以及牙龈的生物学分型都影响着牙龈的扇形形态，同时牙龈扇形形态制约着牙冠形态。修整不对称的牙龈扇扇形形态、控制牙龈架构的方法有：①正畸的方法；②外科的方法（牙龈切除术、牙冠延长术、根面覆盖术等）；③修复的方法（修改龈下形态）等。正畸与外科的方法一般周期比较长，部分病例有复发的情况，而且在精神、身体以及经济上的负担也比较大。与

之相比，修复的方法比较简单，可以弥补前两种方法的不足，但是需要选择适应证。另外，无论是正畸还是外科的方法，大多数病例在最终微调的时候，还是需要修复的方法来解决。

利用龈下外形

牙冠的外形分为龈上外形与龈下外形。现在有许多关于龈下外形的文献，其中关于它的作用有：①保护龈沟与游离龈的形态[15]；②支撑游离龈[16]；③维持牙龈形态[17]。关于龈下外形（唇颊侧）有以下不同意见的报告：①认为凸起（Convex）形态有助于支撑[15,16,18-20]；②认为平台（Flat）形态和凸起（Convex）形态有助于支撑[21,22]；③认为平台（Flat）形态和凹陷（Concave）形态有助于支撑[17,23]。这些都是在临床验证过，或者以研究者的临床经验为基础的文献，因此关于龈下外形并没有一个绝对的结论[24]。

Weisgold等的著作中提到，当肩台的终止线设置在CEJ的冠方时，修复体的龈下外形分为倒凹也就是凹陷（Concave）形态以及凸起也就凸起（Convex）形态两种，并根据牙龈的生物学分型，分析、解说了牙周组织的不同反应[21,22]（**表1**）。利用牙龈的反应，就可以通过调整颈缘线下的龈下外形来控制牙龈形态，也就是通过修复的方法调整牙龈架构（Gingival Framework）[5]。但是，不是所有病例都可以使用这种方法来解决，即便初期可以有一定的炎症侵袭，但长期的炎症状态一定要控制。从这个角度来讲，按照下表中分析的内容，如果对"薄-扇形牙龈"进行修复时，将修复体的龈下形态"赋予凸起（Convex形态）"，会压迫颈缘线周围的牙龈，引起明显的牙龈萎缩（**图1**）。观察天然牙的中切牙可以得知，釉牙本质界附近的穿龈形态十分丰满呈凸起形态，因此在修复时也应该赋予相同的形态。

表1 将肩台的终止线设置在CEJ的冠方时，牙龈对不同外形的反应（参考文献21、22，引用、改编）。

	外形与生物学分型	初期的牙龈反应	长期牙龈反应
龈下凸起（Convex）形态	薄-扇形牙龈	牙龈炎症	明显的牙龈萎缩
	厚-平台型	牙龈炎症	明显的牙龈萎缩
邻接面附近有牙周袋 龈下凹陷（Concave）形态	薄-扇形牙龈	轻微牙龈炎症或者正常	卷状牙龈 轻度牙龈炎症 边缘龈的冠向爬行
	厚-平台型	牙龈炎症	牙龈发红、出血 牙龈浮肿 边缘龈的冠向爬行

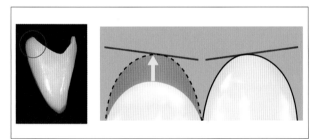

图1 生物学分型为"薄-扇形牙龈"，将其修复体的龈下形态"赋予凸起（Convex形态）"时的牙龈反应。

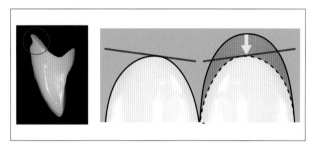

图2 生物学分型为"薄-扇形牙龈"，将其修复体的龈下形态"赋予凹陷（Concave形态）"时的牙龈反应。

如果对"薄-扇形牙龈"进行修复时，将修复体的龈下形态"赋予凹陷（Concave形态）"，可以期待产生"边缘龈的冠向爬行"（**图2**）。Concave形态的边缘龈没有支撑，很容易形成"卷形的牙龈、并带有轻微的炎症"，即便有"边缘龈的冠向爬行"，也会出现较深的牙龈沟，最终导致边缘龈的位置不稳定。因此，笔者建议赋予Concave形态的龈下外形，再慎重调整扇形牙龈部分的修复体形态[5]。

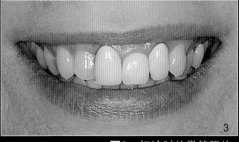 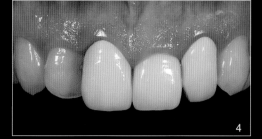 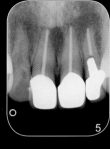

图3 初诊时的微笑照片。患者为高笑线。

图4 初诊时的口内照片。旧修复体的色调、形态均不理想，而且左右中切牙间的牙龈垂直向有明显的高度差。

图5 初诊时的数码小牙片。

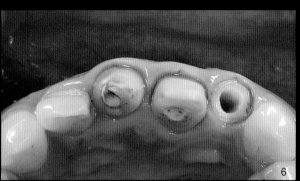 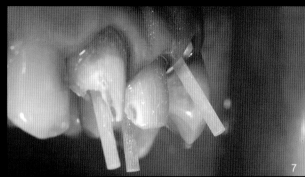

图6 去除旧修复体后的状态，可见左右中切牙的唇舌向位置不同，以及牙颈部附近的牙根横断面的形态也不同。

图7 在左右中切牙以及左侧侧切牙的根管内插入玻璃纤维桩，从侧面观察长轴方向的区别。

病例介绍

病例概要（图3 ~ 图5）

年龄、性别：51岁、女性

主诉：前牙不美观。

·希望改善牙龈的高低差

·不希望改变右侧侧切牙的位置，保留右侧中切牙个性化的唇舌向位置关系。

初诊时所见：全身状态健康良好。旧修复体的色调、形态均不理想，牙龈生物学分型属于薄-扇形牙龈（Thin Scalloped）。患者为高笑线（High Smile Line），而且左右中切牙间的牙龈垂直向有明显的高度差，左侧侧切牙的颈缘线处于高位，这些原因导致了美学上的问题。

治疗计划

①去除旧修复体，堆塑玻璃纤维桩，制作暂时性修复体。

②对上颌前牙区行局部正畸治疗（唇侧倾斜左侧中切牙，同时舌侧倾斜左侧侧切牙）从而改变牙龈架构。

③戴入暂时性修复体，利用龈下形态的不同（修复的方法）改变牙龈架构。

④制作、戴入氧化锆全瓷冠（考虑正畸后的保持，做成联冠）。

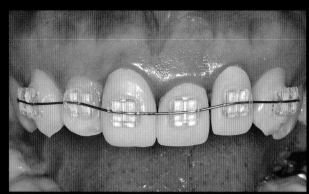

图8 正畸开始时的正面观。

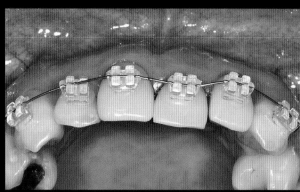

图9 正畸开始时的切缘观。

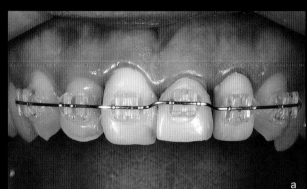

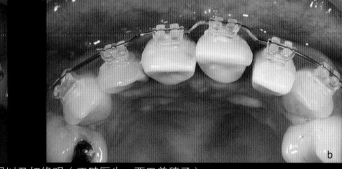

图10a和b 正畸结束时的正面观以及切缘观（正畸医生：西田美穗子）。

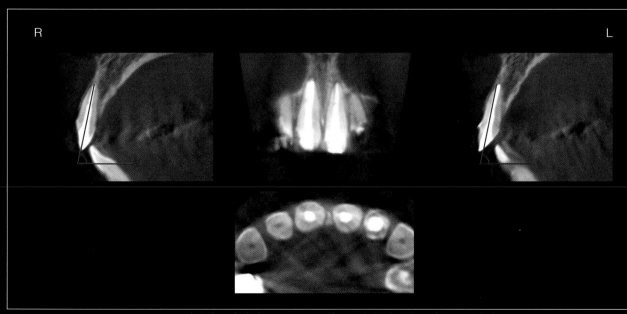

图11 正畸治疗后左右中切牙的CT图像。牙根基本上控制在相同的角度。

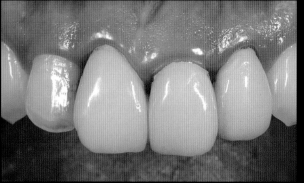

图12 连冠暂时性修复体正面观。左右中切牙之间依然存在较大的高度差。

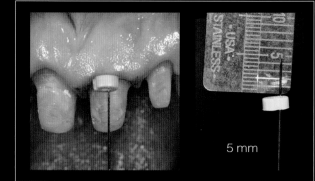

5 mm

图13 使用局麻注射针测量左侧中切牙的龈缘至牙槽嵴顶的距离为5mm。

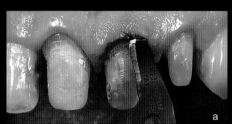

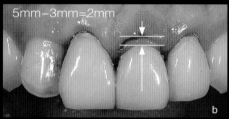

5mm−3mm=2mm

图14a和b 在考虑生物学宽度[26-28]的基础上，切除左侧中切牙部分牙龈。龈缘到牙槽嵴顶的距离为5mm，生物学宽度为3mm[28]，切除两者差值2mm的游离龈。

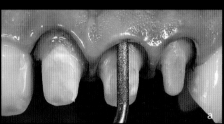

图15a和b 牙齿预备后的正面观和切缘观。可见左右中切牙牙颈部的横断面形态不同。

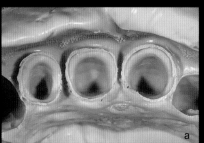

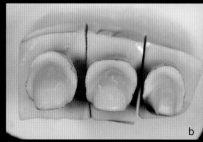

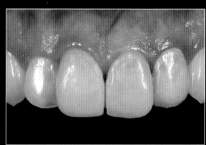

图16a和b 制取基牙印模，调整工作模型准备制作暂时性修复体。

图17 载入暂时性修复体的正面观

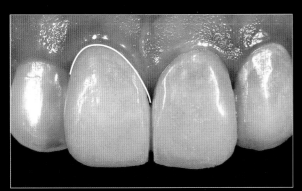

a：对比左右中切牙，可见右侧中切牙的牙龈位于高位，在电脑上画出的右侧中切牙的颈缘线。

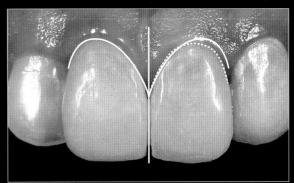

b：用虚线标出左侧中切牙的颈缘线，以上颌中线为中心将图a的曲线（实线）翻转至左侧中切牙的牙颈部位置。对比左侧中切牙的两条曲线（实线与虚线），判断哪部分赋予Convex形态使牙龈萎缩，哪部分赋予Concave形态使牙龈冠向爬行。

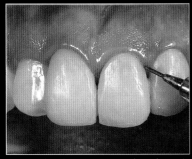

c：通过分析图b可知，在牙龈顶点的远中部分赋予Convex形态，使其萎缩，近中部分稍赋予Concave形态，使其冠向爬行。为了方便确认龈下形态的位置，用红色铅笔标记出龈缘线。

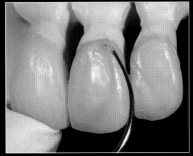

d：在牙龈顶点的远中，红色铅笔标记的根方，也就是相当于龈下形态的位置，用流体树脂堆塑出光滑、丰满的Convex形态。

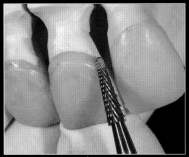

e：在牙龈顶点的近中，红色铅笔标记的根方，也就是相当于龈下形态的位置，使用钨钢车针切削调整，稍赋予Concave形态。

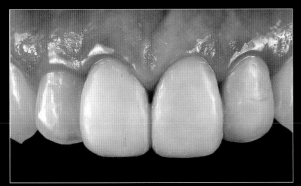

f：牙龈架构修整结束后的正面观。边缘龈形态无异常、无炎症，双侧中切牙间的牙龈扇形形态左右对称。

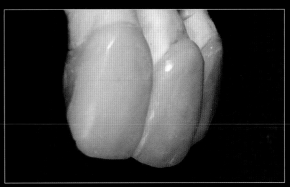

g：调整结束后暂时性修复体的龈下形态，其形态各有差异。

图18 分析、设计对称的左右中切牙的牙龈架构（a和b），修整暂时性修复体的龈下形态，利用龈下形态的不同调整牙龈架构（修复的方法参照图c~g）。

制作工作模型的流程[6]

通过修复的方法调整牙龈架构，获得了对称的双侧中切牙间的牙龈扇形形态，之后需要将龈下形态转移至工作模型。也就是说，要将通过暂时性修复体塑造的游离龈形态转移到工作模型上。

如**图19**所示，通过以下的步骤完成工作模型。

①将调整后的暂时性修复体戴入**图16b**的分割模型，确认边缘是否愈合。如果愈合不佳，可以在显微镜或者高倍镜下用流体树脂调整，使石膏分割模型的边缘线与暂时性修复体的边缘线绝对吻合。然后，将暂时性修复体再次戴入口内，确认龈缘是否有变化。如果省略这一步骤，制作

的修复体内冠可能无法戴入工作模型。

②用蜡片将分割模型围起来。

③制取暂时性修复体的龈下形态部分的印模。

④制取印模后取下暂时性修复体。

⑤预先制作好的氧化锆内冠。

⑥将氧化锆内冠戴入④中的分割模型，在与印模材之间的空隙内填入蜡，烧结。

⑦将暂时性修复体的龈下形态转移至氧化锆内冠上。

⑧戴入内冠⑦，制取印模。

⑨制取到的印模，确认内冠内是否流入印模材。

⑩在基牙的部分预先填入树脂，随后灌模，制作工作模型。使用这个模型，制作最终修复体。

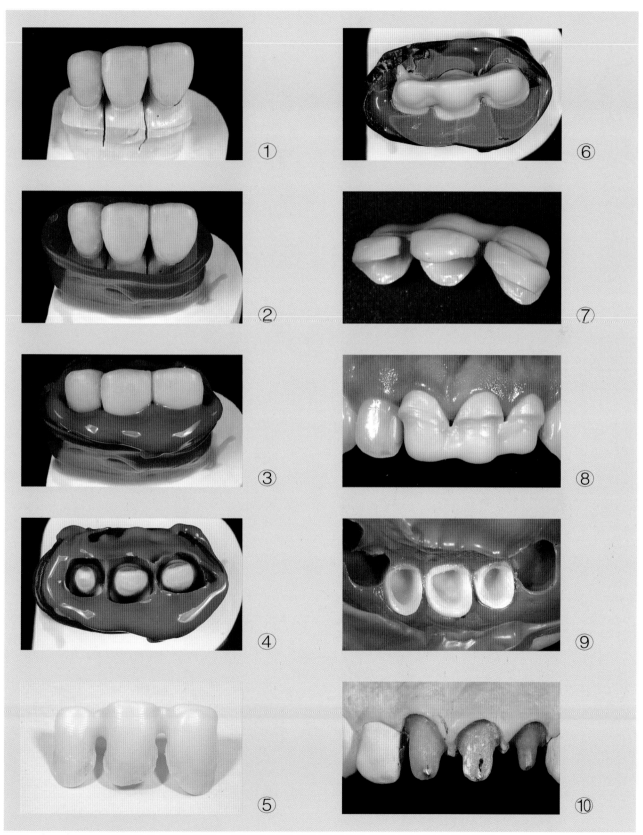

图19　将牙龈架构转移至工作模型的流程。必须要重现与暂时性修复体龈下外形相对应的游离龈。

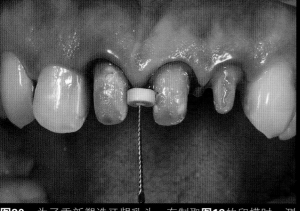

图20 为了重新塑造牙龈乳头，在制取**图19**的印模时，测量牙龈乳头顶点到牙槽嵴顶的距离。

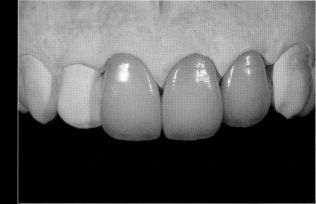

图21 上瓷、烧结完成后的最终修复体，氧化锆全瓷连冠。

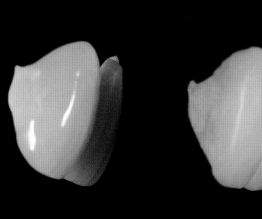

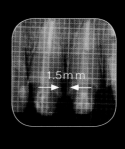

图22 本病例的牙根间距离为1.5mm

1.5mm

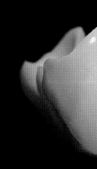

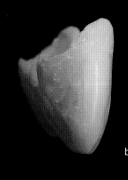

图23a和b 对比暂时性修复体与最终修复体的龈下外形，可见龈下外形形态的转移十分准确。

重塑牙龈乳头时的考量[6]

重塑具有连续性、美学性的牙龈乳头，需要在制取印模时测量（**图19**⑧⑨）牙龈乳头顶点到牙槽嵴顶的距离[29,30]（**图20**）。依据这个测量值与牙槽嵴顶附近牙根间距离（在数码小牙片上测量），决定最终修复体邻接处的形态[31,32]。这个病例的牙根间距离为1.5mm（**图22**），参考亚洲人的数据[29-33]，将牙槽嵴顶到邻接处最下点的距离设定为4mm。在工作模型上按照4mm距离堆瓷，基本正好与牙龈乳头接触。

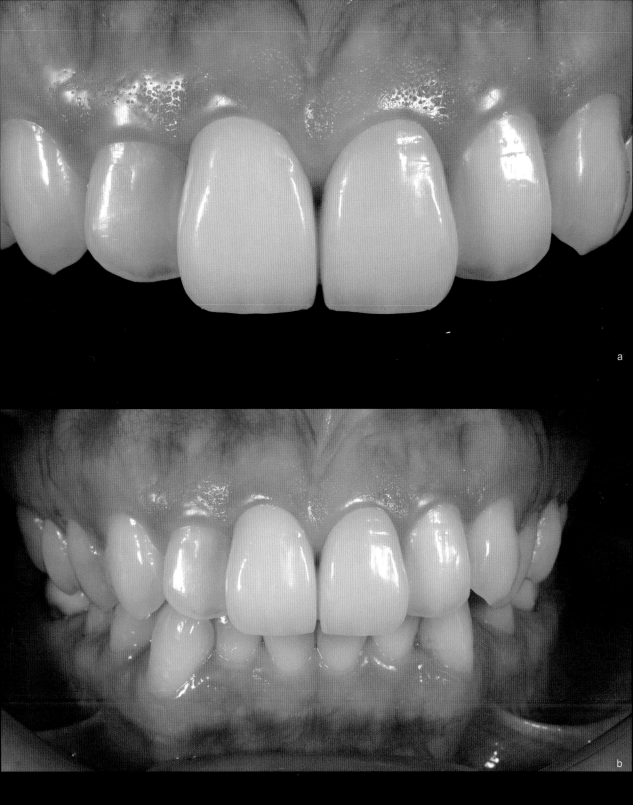

图24a和b 戴入最终修复体一年半后的正面观。可见健康的边缘龈、连续的牙龈乳头以及左右对称的中切牙。

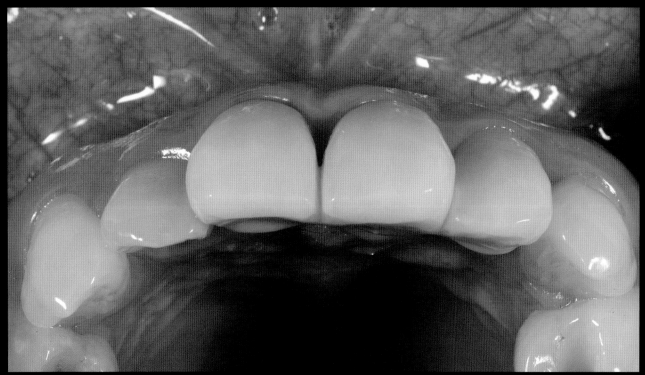

图25 切缘观。

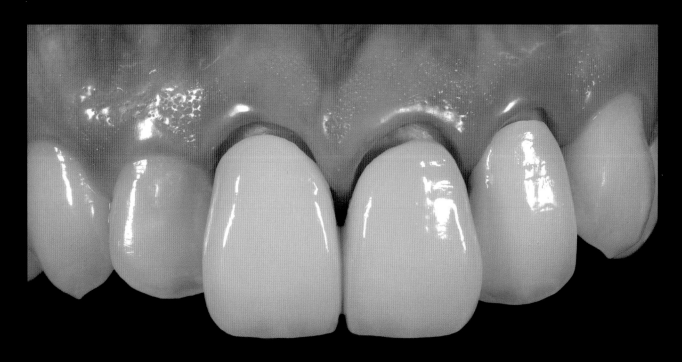

图26 戴入最终修复体时的牙龈状态。

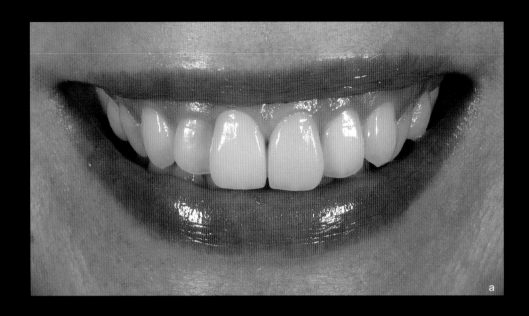

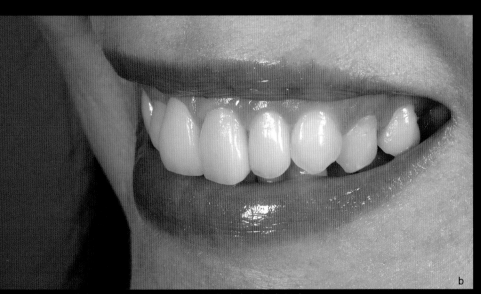

图27a和b 牙齿与口唇之间关系协调，笑容也变得很有魅力。

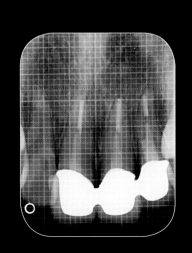

图28 最终修复体戴入一年半后的数码小牙片。

总结

想要获得理想的美学恢复，控制龈下外形是必不可少的治疗过程。利用修复体的龈下外形调整牙龈的扇形形态以及控制牙龈乳头，也就是利用修复的方法调整牙龈架构，对于修复治疗非常有效。本病例不能单纯利用正畸的方法，恢复左右中切牙间牙龈扇形形态的对称性，最终还是通过修复的方法来达成目标，获得了协调的牙冠形态和软组织形态，恢复了美学。

牙周组织对于修复体的龈下形态有一定的适应性。通过修复的方法改变牙龈架构，不仅可以用于进行天然牙的修复，也可以利用在缺失牙（卵圆形桥体、种植修复）的治疗中。在治疗天然牙时，可以调整的范围只限于牙龈沟内，但缺失牙的调整范围一般比较大，而且临床应用也比较频繁，当然缺失牙的牙龈厚度也会有一定的限制。因此，术者要注意观察牙周组织，充分考量与牙周组织相协调的、最适合的龈下形态，如此才能更有效、更成功地利用这个方法。

参考文献

[1] Hochman MN, Chu SJ, Tarnow DP. Maxillary anterior papilla display during smiling: a clinical study of the interdental smile line. Int J Periodontics Restorative Dent 2012；32（4）：375-383.

[2] Van Der Geld P, Oosterveld P, Bergé SJ, Kuijpers-Jagtman AM. Tooth display and lip position during spontaneous and posed smiling in adults. Acta Odontol Scand 2008；66（4）：207-213.

[3] Hu X, Lin Y, Heberer S, Nelson K. Analysis of soft tissue display in Chinese subjects during an enjoyment smile. Quintessence Int 2012；43（2）：105-110.

[4] Nelson K, Hu X, Nack C, Nahles G, Mehrhof J, Nahles S. Analysis of Soft Tissue Display During Enjoyment Smile. Part1& Part2. Int J Periodontics Restorative Dent 2013-2014；33（1），34（4）:e9-15, 573-578.

[5] 木林博之. 補綴装置と歯周組織の接点（前編）：Tissue Stabilityを獲得できるカントゥアを検証する. the Quintessence 2012；31（1）：116-137.

[6] 木林博之. 補綴装置と歯周組織の接点（後編）：歯間乳頭と隣接面カントゥアの関係を検証する. the Quintessence 2012；31（2）：95-115.

[7] Tsuzuki Y. Biologic Esthetics by Gingival Framework Design: Part.1 Factors for Achieving Biologic and Esthetic Harmony. Part 2. Gingival Esthetic Evaluation Criteria. Quintessence of dental technology 2015；101-112, 155-166.

[8] Townsend C. Prerestorative periodontal plastic surgery. Creating the gingival framework for the ideal smile. Dent Today 2004；23（2）：130-133.

[9] Mathews DP. Soft tissue management around implants in the esthetic zone. Int J Periodontics Restorative Dent 2000；20（2）：141-149.

[10] Chidhe GJ, Pinault A. Esthetics of Anterior Fixed Prosthodontics. Chicago: Quintessence, 1994；53-73.

[11] Fradeani M, Barducci G. Esthetic rehabilitation in fixed prothodontics, Volume 1: Esthetic analysis: A systematic approach to prosthetic treatment. Chicago: Quintessence, 2004；250-259.

[12] Sidney Kina, August Bruguera. Invisible - esthetic ceramic restorations. Sao Paulo: Artes Medicas, 2008；29-78.

[13] Levine DF, Handelsman M, Ravon NA. Crown lengthening surgery: a restorative-driven periodontal procedure. J Calif Dent Assoc 1999；27（2）：143-151.

[14] Su H, Gonzalez-Martin O, Weisgold A, Lee E. Considerations of Implant Abutment and Crown Contour : Critical Contour and Subcritical Contour. Int J Periodontics Restorative Dent 2010；30（4）：335-343.

[15] Wagman S. The role of coronal contour in gingival health. J Prosthet Dent 1977；37（3）：280-287.

[16] Ross IF. The relation between periodontal therapy and fixed restorative care. J Periodontol 1971；42（1）：13-20.

[17] Stein RS, Kuwata M. A dentist and dental technologist analyze current ceramo-metal procedures. Dent Clin N Am 1977；21（4）：729-749.

[18] Kohal RJ, Pelz K, Strub JR. The effect of different crown contours on periodontal health in dogs, Microbiological results. J Dent 2004；32（2）：153-159.

[19] Sundh B, Köhler B. An in vivo study of the impact of different emergence profiles of procera titanium crowns on quantity and quality of plaque. Int J Prosthodont 2002；15（5）：457-460.

[20] Sorensen JA. A standardized method for determination of crown margin fidelity. J Prosthet Dent 1990；64（1）：18-24.

[21] Weisgold A. Coronal forms of the full crown restoration-Their clinical applications. Continuing Dental Education. Chicago: Quintessence, 1981；39-47.

[22] Weisgold A. Contours of the full crown restoration. Alpha Omegan 1977；70（3）：77-89.

[23] Presswood RG. Esthetic and color: Perceiving the ploblem. Dent Clin N Am 1977；21（4）：823-829.

[24] Tjan AH, Freed H, Miller GD. Current controversies in axial contour design. J Prosthet Dent 1980 Nov；44（5）：536-540.

[25] S Kataoka, Y Nishimura. Nature's Morphology. Chicago: Quintessence, 2002；25-43.

[26] Gargiulo AW, Wentz FM, Orban B. Dimensions and relationships of the dentogingival junction in humans. J Periodontol 1961；32（3）：261-267.

[27] Ingber JS, Rose LF, Coslet JG. The biologic width – A concept in periodontics and restorative dentistry. Alpha Omegan 1977；70（3）：62-65.

[28] Nevins M, Skurow HM. The intercrevicular restorative margin, the biologic width, and the maintenance of the gingival margin. Int J Periodontics Restorative Dent 1984；4（3）：30-49.

[29] Chen MC, Liao YF, Chan CP, Ku YC, Pan WL, Tu YK. Factors influencing the presence of interproximal dental papillae between maxillary anterior teeth. J Periodontol 2010；81（2）：318-324.

[30] Chang LC. The association between embrasure morphology and central papilla recession. J Clin Periodontol 2007；34（5）：432-436.

[31] Cho HS, Jang HS, Kim DK, Park JC, Kim HJ, Choi SH, Kim CK, Kim BO. The effects of interproximal distance between roots on the existence of

interdental papillae according to the distance from the contact point to the alveolar crest. J Periodontol 2006；77（10）：1651-1657.

[32] Kibayashi H. Case report: management of interdental papillae with prosthetic contact point of the soft tissue and interproximal root distance. Journal of the Japanese Academy of Clinical Periodontology 2009；27（1）：46-48.

[33] 佐々木猛，水野秀治，松井徳雄．APF後の軟組織の回復−上顎中切歯歯間乳頭に焦点を当てて− 1健康な歯周組織における歯間乳頭の高さと歯根間距離．The Quintessence 2010；29（1）：130-138.

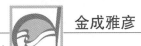
成年患者下颌前突的多学科综合治疗

金成雅彦

水晶齿科工作室

山口县防府市田岛663-10

Masahiko Kanenari, DDS

Crystal Dental Office

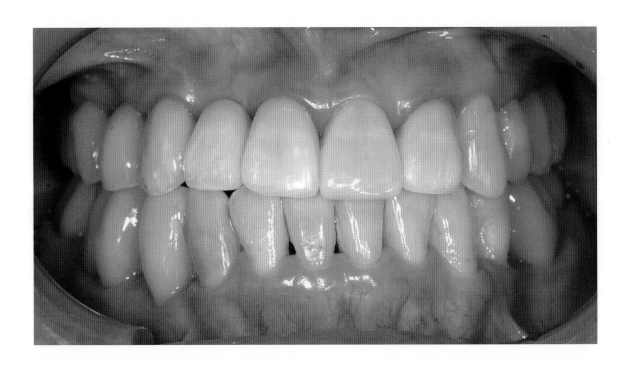

摘要

毋庸置疑，所有人都希望口腔治疗后能够拥有良好的美学效果。但是，如果只谈美学而忽略功能的恢复，患者治疗后的状态也不会理想，口腔医生一定要避免这样的治疗结果。

如今，临床上越来越多的成年人希望纠正牙列不齐。对于成人的正畸治疗要格外注意，尤其是中年以上的患者，他们的牙周组织变化、骨重建，与年轻患者完全不同，除了颌关节很难应对过重的负担，组织学上的反应能力也比较低下。

这里，笔者将介绍本院对这例反𬌗患者的治疗，通过头颅侧位片确定下颌前牙的位置、角度以及咬合平面，再用正畸、牙周、修复等方法多学科治疗。

引言

伴有修复治疗的正畸治疗方案

牙列不齐包括拥挤、伸长、倾斜等不同的病症，各种病症需要选择与之相符的正畸系统和正畸力[1,2]。后天异常的原因大多由牙齿的磨耗、缺失开始，随之而来的是咬合平面改变，垂直高度降低，这种情况在临床上十分多见。后天原因会使先天的病症进一步恶化，进而需要更大幅度的正畸治疗才能改善口腔内环境[3-6]。

像这种恶化的口腔内环境，对组织再生能力低下的中老年患者影响是巨大的。牙列不齐是引起牙周病、颞下颌关节紊乱的间接因素，在正畸治疗期间更要多加注意。例如，对患有牙周病的患者进行正畸治疗时，需要提高患者自我对控制菌斑的意识，并且至少每个月要做一次PMTC。同时，考虑牙周病患者的骨支持比较少，应尽可能减轻正畸所使用的力。尤其在治疗开始阶段，如果正畸力较大，容易引起牙齿过度伸长。成人正畸时需要注意，由于长期的咬合干扰和垂直高度的下降，造成关节盘长年处于被压迫的状态，此时如果颌间牵引力过大，将对颞颌关节造成更大的伤害。

众所周知，颞颌功能、咬合平面、垂直高度以及牙齿的三维位置的协调性尤为重要，这在口腔医学的历史中，有各种不同的方法来决定这些问题。其中有一个方法是，正畸治疗后的APo平面到下颌前牙区的距离越接近平均值，越容易获得以下的目标。

- 上下口唇的协调性
- 正畸治疗后的稳定性
- 美丽的微笑
- 健康的口腔周围组织

治疗过程中，如果改变垂直高度或修正咬合平面时，需要注意以下几点[7]。

- 是否对颞颌关节产生不良影响
- 是否增加口腔周围的肌肉张力
- 是否会引起磨牙症
- 设定的垂直高度、咬合平面是否稳定
- 是否影响发音

下面，笔者将通过这个病例，介绍本院如何使用头颅侧位片进行检查、诊断，进行正畸、修复治疗的方法。

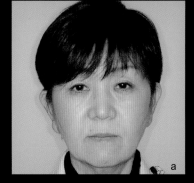
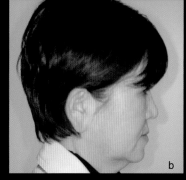
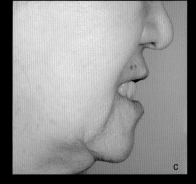
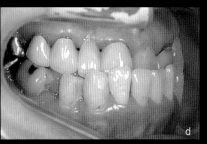
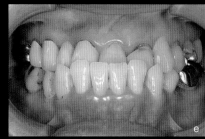
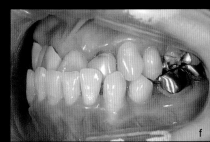
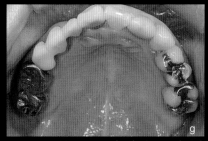
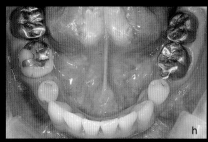

图1a～h 初诊时。58岁女性，2011年12月10日初次来院。
主诉：左侧上颌牙齿缺失、前牙地包天。面部照片可见下颌
口唇前突，面部下1/3的高度偏低。口内照片可见前牙区反𬌗
以及上颌前牙区向右侧偏移。

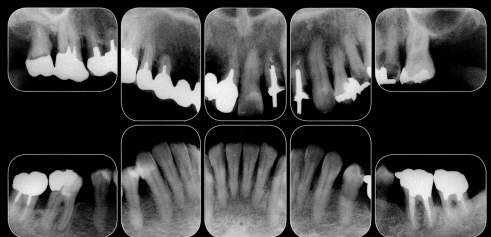

图2 初诊时的小牙片（10张法）。后磨牙均有不同程度的垂
直性骨吸收，牙根表面粗糙，怀疑深部有牙结石附着。部分
牙齿因为继发龋和不良根管治疗引起根尖周炎。

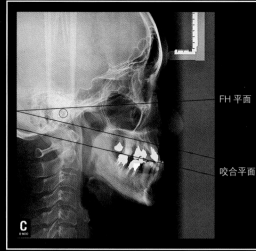

头颅侧位片分析表

	参考值	测量值	标准差
SNA	81.30	81.18	0.05
SNB	78.75	83.45	1.73
ANB	2.56	−2.26	−4.46
U1−SN	104.50	106.49	0.35
IMPA	96.77	89.51	−1.21
FMIA	56.89	60.71	0.25
SN−Md	32.90	32.29	−0.12
L1−Apo	4.00	7.43	2.27
E line−Lower Lip	0.90	−0.01	−0.58
FH−Occlusal	11.6	15.9	1.02

图3 正畸治疗前的头颅侧位片。分析结果，由SNB可知下
颌骨位置偏前方，由IMPA可知下颌前牙向唇侧倾斜，由L1−
Apo可知下颌前牙前突。

病例介绍

检查、诊断

患者为58岁女性。主诉：左侧上颌牙齿缺失、前牙地包天。现病史，20多岁的时候发觉自己是反𬌗，但是没有接受正畸治疗，一直在做普通的修复治疗。全身状况良好，口腔内可见磨牙区牙龈轻度发红，磨牙间邻接处菌斑控制不良。

前牙区的覆盖关系为反𬌗，上颌前牙区中线偏右侧约4mm，覆盖为5mm，覆𬌗为−4mm。面部观可见下颌口唇前突，面部下1/3的高度偏低（**图1和图2**）。

头颅侧位片的分析结果，由SNB可知下颌骨位置偏前方，由IMPA可知下颌前牙向唇侧倾斜，由L1−Apo可知下颌前牙前突。诊断名为：上颌前牙区右侧偏移伴有安氏Ⅲ类错𬌗畸形（**图3**）。

治疗方案

通过正畸改善前牙反𬌗，再使用修复的手段赋予功能性咬合，在骨缺失的部分行牙周组织再生术。

治疗过程

正畸初期阶段，先将最终需要修复治疗的牙齿用复合树脂行暂时性修复。暂时性修复时需要模仿符合牙齿长轴，本来应有的牙冠形态。

正畸前头颅侧位片的分析结果为，由SNB可知下颌骨位置偏前方，由IMPA可知下颌前牙向唇侧倾斜，由L1−Apo可知下颌前牙前突。因此，笔者考虑抬高磨牙区能够更容易地改善前牙区的反𬌗关系。但是治疗前FH−Occlusal的数值比较大，抬高咬合后下颌顺时针旋转，会导致FH−Occlusal的数值进一步增加。在面对三类咬合患者时，一定要在调整下颌骨角度的同时进行治疗

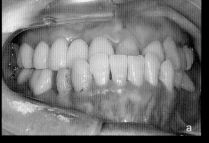
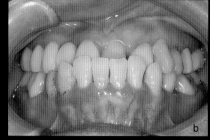
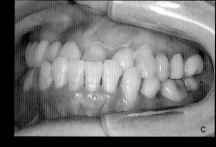
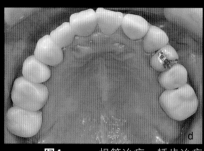
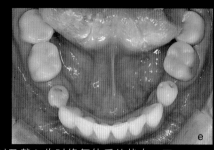

图4a～e　根管治疗、龋齿治疗以及戴入临时修复体后的状态。正畸治疗的过程比较长，此时已经完成了基牙的桩核部分。

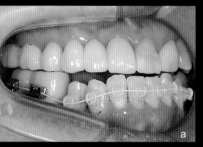
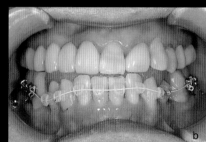
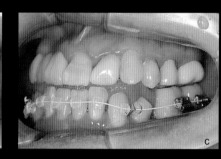
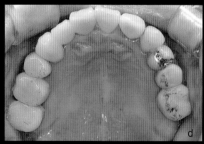
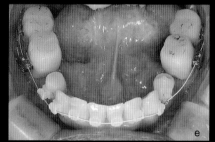

图5a～e　正畸初期阶段。抬高下颌后牙区，排齐下颌牙列。确认治疗过程中的咬合。

（图5）。

改善三类咬合的同时还要纠正上颌前牙区的右侧偏移，因此右侧近远中设置为大的三类牵引，左侧则设置为小的二类牵引，如果有需要，

此时会调整暂时性修复体的咬合面（图6）。

正畸开始10个月后的状态。最初的目标是希望上下颌的中线一致，由于 1| 远中牙颈部有过度矿化的骨样组织，因此不能移动，没有得到完全

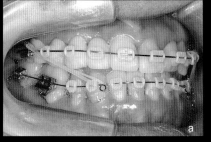
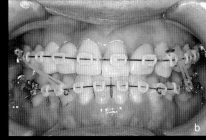
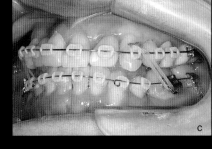

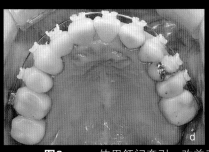
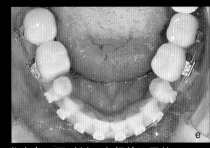

图6a~e 使用颌间牵引，改善三类咬合，同时纠正上颌前牙区的右侧偏移。前牙区的覆𬌗覆盖也有所改善。

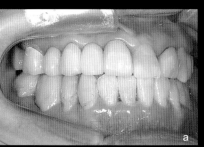
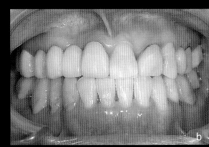
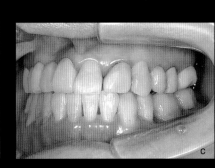

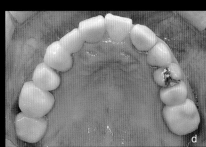
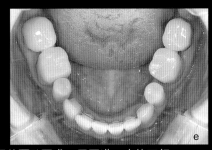

图7a~e 正畸结束后。按照理想的覆𬌗要求，需要进一步使下颌前牙舌侧倾斜。但头颅侧位片的分析结果表明，下颌前牙的舌倾已经是极限状态，因此正畸结束后的覆𬌗比较浅。

一致的中线，但患者对正畸后的美学改变还是非常满意（**图7和图8**）。

图9为正畸治疗结束后的头颅侧位片。分析结

果表明，下颌前牙区虽略微偏舌侧，但基本在过矫正的容许范围内。按照理想的覆𬌗要求，需要进一步使下颌前牙舌侧倾斜。

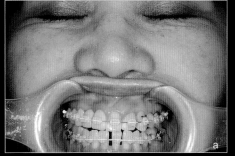
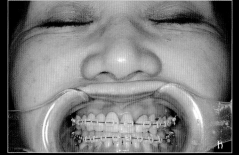

图8a和b 最初的目标是希望上下颌的中线一致，由于 1| 远中牙颈部有过度矿化的骨样组织，因此不能移动，没有得到完全一致的中线。

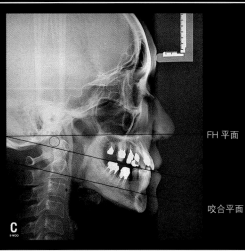

FH 平面

咬合平面

头颅侧位片分析表

	参考值	测量值	标准差
SNA	81.30	81.20	-0.04
SNB	78.75	79.59	0.31
ANB	2.56	1.6	-0.89
U1-SN	104.50	106.73	0.39
IMPA	96.77	92.17	0.77
FMIA	56.89	55.17	0.12
SN-Md	32.90	34.54	0.32
L1-Apo	4.00	2.43	-1.04
E line-Lower Lip	0.90	-1.07	-1.25
FH-Occlusal	11.6	13.4	0.43

图9 正畸治疗后的头颅侧位片。分析结果表明，下颌前牙区虽略微偏舌侧，但基本在过矫正的容许范围内。FH-Occlusal 的值与术前15.9相比，更接近理想值11.6。

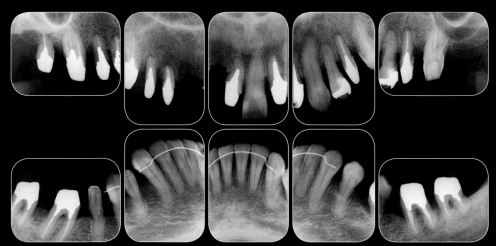

图10 正畸结束后的小牙片（10张法）。可见部分牙齿的牙周膜间隙增宽以及根分叉处的骨吸收，在这些骨缺失的部位行牙周再生治疗。

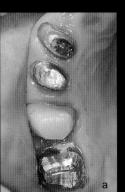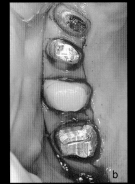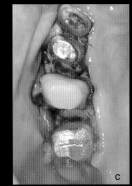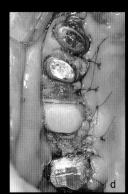

图11a ~ d 上颌右侧后牙区的牙周再生治疗。采用保留牙龈乳头的牙龈切开方法。

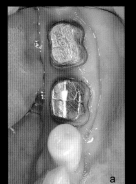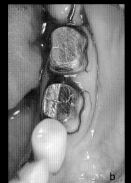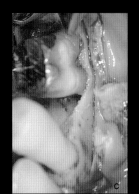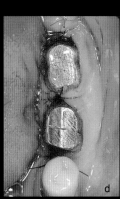

图12a~d 下颌左侧后牙区的牙周再生治疗。可见第一磨牙的近中有较深的骨缺失。

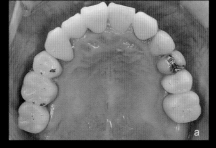

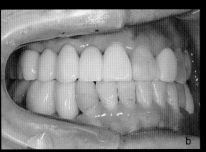
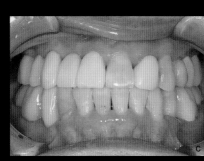
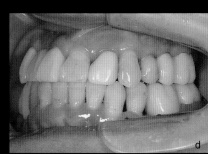

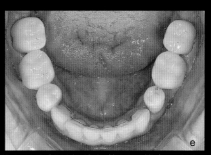

图14a ~ e 戴入最终暂时性修复体后的状态。制作时需要考虑正畸治疗、咬合抬高、前磨牙颗数不均匀等事项。

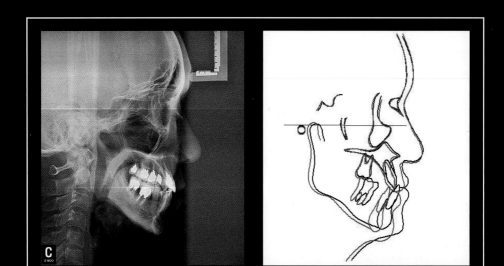

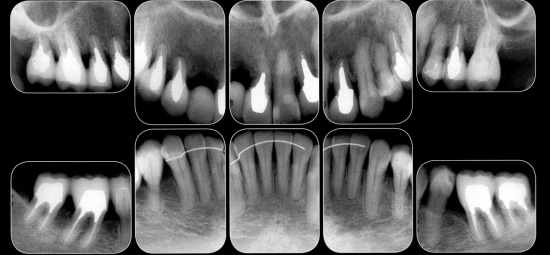

图16 戴入最终修复体后的小牙片（10张法）。牙周再生治疗术后的牙槽骨逐渐成熟，可以期待理想的骨重建。

由于正畸结束后的头颅侧位片分析结果显示下颌前牙的舌倾已经是极限状态，因此覆𬌗比较浅。正畸后的FH-Occlusal值与平均值接近，可以作为设定咬合平面时的参考[8]。

从正畸结束后的10张法小牙片（**图10**）可以得知，部分牙齿的牙周膜间隙增宽以及根分叉处的骨吸收，在这些骨缺失的部位行牙周再生治疗。切口术式采用保留牙龈乳头的牙龈切开方法（**图11**和**图12**）。

2]牙槽嵴顶的唇侧牙龈有明显的凹陷，为了恢复美学，在该处使用CTG（结缔组织移植术）增加牙槽嵴的宽度（**图13**）。

牙周再生治疗及牙周整形手术结束6个月后，逐步戴入、调整暂时性修复体，寻找最终稳定的颌位（**图14**）。在确认颞颌关节的运动流畅，且口腔周围的肌肉没有压痛后，开始制作最终修复体。

治疗结果

将戴入最终修复体后的头颅侧位片与正畸治疗前的头颅侧位片重叠、比较（**图15**）。术前患者的咬合接近于对刃的状态，因此术前髁突在咬合时的位置偏向下前方。术后，髁突向上后方移动，在这个位置患者的颞颌关节运动正常，而且口腔周围的肌肉没有压痛，可以确认此时的颌位是稳定的。

在骨缺损方面，虽然已经行使牙周再生治疗，但治疗结束后的时间还比较短，没有出现明显的硬骨板。治疗后的牙槽骨逐渐成熟，可以期待理想的骨重建（**图16**）。

在咬合关系方面，两侧最终都获得了M型尖牙保护𬌗，也就是确立了侧方咬合运动时的髁导，以保护颞颌关节[9]（**图17**）。

患者十分满意最终的美学效果。治疗后，与术前的容貌相比较而言，术后增加了面部下1/3的高度，显得更加端庄。虽然治疗结束了4年时间，却让人觉得患者更年轻了（**图18**）。

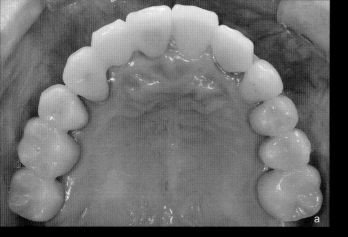

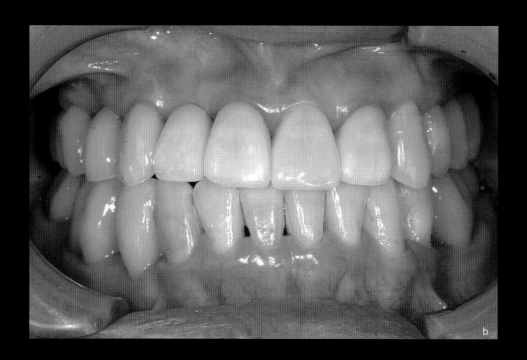

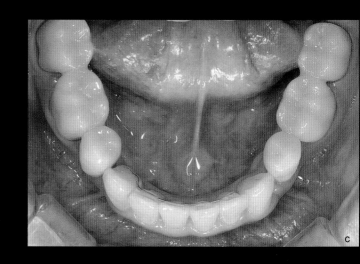

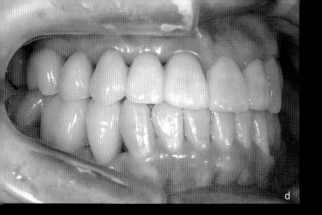
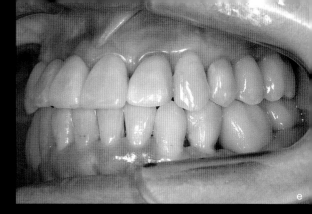

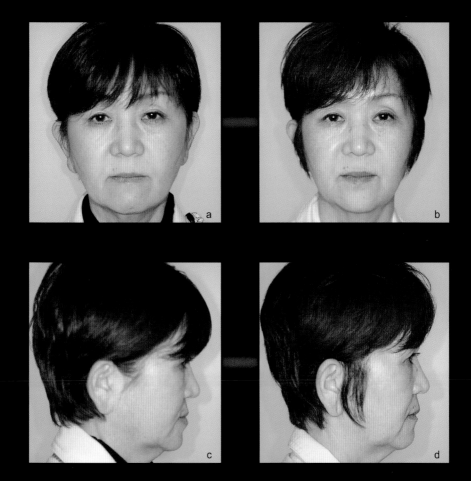

图18a～d 增加了术后面部下1/3的高度，显得更加端庄。虽
然治疗结束了4年时间，却让人觉得患者更年轻了。

总结

　　这是一个针对成人下颌前突进行多学科综合治疗的病例，整个过程使用了牙体牙髓治疗、正畸治疗、牙周再生治疗、牙周整形手术以及修复治疗。治疗过程没有口腔专科医生治疗团队的合作，而是由一名全科医生独立完成，因此尽可能将复杂的治疗内容简单化，缩短治疗周期，提高治疗效率。

　　如果全科医生能掌握不同学科的治疗方法，在制订治疗计划时就可以为患者提供更多的选择，为各种患者提供理想的治疗。

参考文献

[1] Reitan K. Some factors determining the evaluation of forces in orthodontics. Am J Orthod 1957；43：32-45.

[2] 相馬邦道，飯田順一郎，山本照子，葛西一貴，後藤滋巳（編著）．歯科矯正学 第5版．東京：医歯薬出版，2008.

[3] Thompson JL Jr，Kendrick GS．Changes in the vertical dimensions of the human male skull during third and fourth decades of life. Anat Rec 1964；150：209-214.

[4] Gierie WV，Paterson RL，Proffit WR．Response of eruption human premolars to force application．Arch Oral Biol 1999；44（5）：423-428.

[5] Kahn J，Tallents RH，Katzberg RW，Moss ME，Murphy WC. Association between dental occlusal variables and intraarticular temporomandibular joint disorders: horizontal and vertical overlap．J Prosthet Dent 1998；79（6）：658-662.

[6] Rivera-Morales WC，Mohl ND．Relationship of occlusal vertical dimension to the health of the masticatory system．J Prosthet Dent 1991；65（4）：547-553.

[7] Cohen M．インターディシプリナリー治療計画　改訂版．東京：クインテッセンス出版，2010.

[8] Parkhouse R．Tip-edge orthodontics and the plus bracket．Kidlington：Elsevier，2009.

[9] 小出馨（編）．補綴臨床別冊 臨床機能咬合学．東京：医歯薬出版，2009.

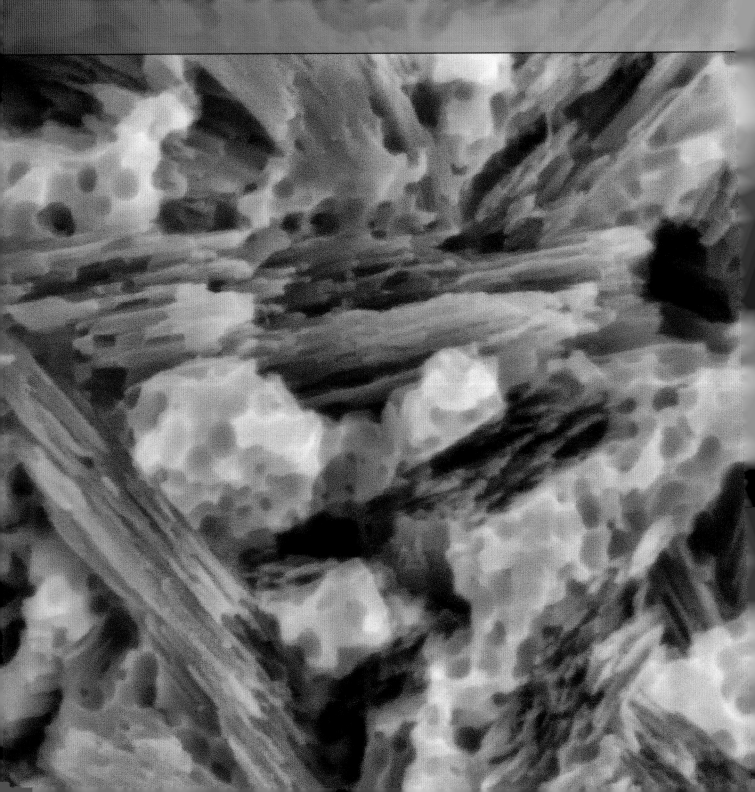

生物陶瓷材料的升级

CAD/CAM: 高强度玻璃陶瓷

Neimar Sartori, DDS, MS, PhD[1]

Gilberto Tostado, DDS[2]

Jin-Ho Phark, DMD, Dr Med Dent[3]

Kazunari Takanashi, RDT[4]

Richard Lin, DDS[5]

Sillas Duarte, Jr, DDS, MS, PhD[6]

[1]Assistant Professor, Division of Restorative Sciences; Assistant Director, Advanced Program in Operative Dentistry, Ostrow School of Dentistry, University of Southern California, Los Angeles, California, USA.

[2]Resident, Advanced Program in Prosthodontics, Division of Restorative Sciences, Ostrow School of Dentistry, University of Southern California, Los Angeles, California, USA.

[3]Assistant Professor, Division of Restorative Sciences; Director of Biomaterials Laboratory, Ostrow School of Dentistry, University of Southern California, Los Angeles, California, USA.

[4]Director, Oral Design Center of Los Angeles, Los Angeles, California, USA.

[5]Assistant Professor, Director, CAD/CAM Technologies, Division of Restorative Sciences, Ostrow School of Dentistry, University of Southern California, Los Angeles, California, USA.

[6]Associate Professor and Chair, Division of Restorative Sciences; Director, Advanced Program in Operative Dentistry, Ostrow School of Dentistry, University of Southern California, Los Angeles, California, USA.

Correspondence to: Dr Neimar Sartori, Division of Restorative Sciences, Ostrow School of Dentistry, University of Southern California, 925 W 34th Street, DEN 4365, Los Angeles, CA 90089-0641. Email:sartori@usc.edu

伴随着新型修复材料的研发与技术的不断进步,对高品质、自然逼真并且可以单次就诊、当天完成修复体的需求也不断地增大[1]。现在,在临床上可以利用计算机辅助设计/计算机辅助制作(CAD/CAM)的技术,在1个小时内制作美学恢复完成度很高的全瓷修复体[2,3]。

最初美学修复时使用的全瓷修复体大多以长石质瓷、白榴石强化陶瓷为主,但这些修复体的缺点在于挠曲强度比较低(130~160MPa)。随着具有高挠曲强度玻璃陶瓷(210~540MPa)的出现,取代了从前的长石质陶瓷以及白榴石强化陶瓷[4]。二硅酸锂与氧化锆加强型硅酸锂玻璃陶瓷可以恢复理想的美学效果,而且不需要追加饰瓷,具有良好的一体结构[5]。而且高强度玻璃陶瓷可以制作非常薄的修复体(厚度0.5mm以下),在提高边缘精度的同时,具有优越的透光性、机械强度。1998年义获嘉推出的二硅酸锂玻璃陶瓷(IPS Empress II, Ivoclar Vivadent),建议应用于单冠或者三单位的桥修复[6,7]。二硅酸锂玻璃陶瓷全冠修复体10年的成功率,在前牙区为97.5%,后牙区为98%[8],同材料制作的桥修复体的2年成功率为50%[9],5年成功率为70%[10]。

2001年义获嘉发布了第2代二硅酸锂玻璃陶瓷(IPS e.max Press, Ivoclar Vivadent)。该产品含有与从前相比颗粒更小,数量更多(约70%)的二硅酸锂结晶微粒子。二硅酸锂结晶随机分布在玻璃相中,增加了互相嵌合的比例,提高了陶瓷的透光性与机械强度[11]。使用IPS e.max Press的后牙区三单位桥,10年成功率可以达到87.9%[12]。

CAD/CAM切割技术普及以后,2005年Ivoclar Vivadent发布了CAD/CAM切割用的二硅酸锂玻璃陶瓷(IPS e.max CAD)。现在,临床上可以使用CAD/CAM切割技术的氧化锆加强型硅酸锂玻璃陶瓷有两种(Suprinity, VITA; Celtra Duo, Dentsply)[13]。随着二硅酸锂与氧化锆加强型硅酸锂玻璃陶瓷的机械强度不断提高,使用CAD/CAM制作修复体的应用范围也更加广阔(嵌体、全冠、种植修复基台、三单位桥)。本文的主要目的是将CAD/CAM切割高强度玻璃陶瓷的生物学特性介绍给大家。

高强度玻璃陶瓷

高强度玻璃陶瓷是以玻璃为主的多结晶材料,在管控的环境下完成结晶化。想要获得理想的透光性、机械强度,结晶化这一过程必不可少[14]。晶核形成与结晶化需要在管控的环境下,有触媒或者可以引起晶核形成的药物参与才可以完成结晶[15]。结晶化的过程分两步:①晶核形成(生成结晶),②结晶的成长。

在制作精确的玻璃陶瓷过程中,晶核形成时的环境管理尤为重要。晶核形成是玻璃成分在化学、物理学上变化(相变)的最初阶段,具有固体结晶的特征即部分离子的重新排列[16]。在晶核形成过程中会加入各种药物来控制晶核形成以及结晶的成长。例如在二硅酸锂化合物中加入五氧化二磷[14,17-19],通过调整化合物中的晶核形成药物的种类与量,控制玻璃陶瓷的细微结构。

此外,为了增加化学耐久性与玻璃陶瓷的机械特性[20],需要在二相石英与过氧化锂粉末中添加晶核形成药物的粉末[3,11,21,22]。这些粉末有氧化铝(aluminum oxide)(Al_2O_3)、氧化钾(K_2O)、偏磷酸铝[A(IPO_3)$_3$]、二氧化锆(ZrO_2)、氧化锌(ZnO)、氧化钙(CaO),将这些粉末混合在一起,加热,制作新的玻璃[23]。待其冷却之后,进行热处理,促进玻璃陶瓷成分的结晶化[11]。二硅酸锂玻璃陶瓷的结晶化、晶核形成、结晶的成长,这一系列过程都依存于温度的变化[14]。将超氧化锂加热到500~560℃,

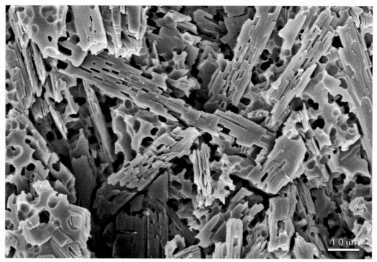

图1 结晶化的二硅酸锂玻璃陶瓷，使用5%的氢氟酸酸蚀20秒后的细微结构（IPS e.max Press）（倍率 ×10000）。

会生成纳米相的磷酸锂与硅酸锂的晶核[14]。在560~750℃，磷酸锂继续成长，凝集成二硅酸锂的纳米相结晶（结晶大小在100nm以下）。到达820℃后，硅酸锂完全分解，同时二硅酸锂的结晶急速成长，在850℃达到最大成长率[14,17,24]。

这一系列结晶过程的结果使二硅酸锂成为玻璃陶瓷细微结构中的主要结晶相（约70%）（**图1**）[6]。二硅酸锂为针状结晶（长度为3~6μm）[11]，被包埋在磷酸锂（Li_3PO_4）[6]的玻璃状基质中。二硅酸锂结晶的表面存在着很多微孔结构（0.1~0.3μm），这些是结晶时析出的部位（结晶表面的微孔：参照图1）[6]。

CAD/CAM 用高强度玻璃陶瓷的分类

CAD/CAM 用高强度玻璃陶瓷分为二硅酸锂加强型和氧化锆加强型硅酸锂玻璃陶瓷。

CAD/CAM 用二硅酸锂加强型玻璃陶瓷

这种材料的代表产品为IPS e.max CAD。使用椅旁切割机很难切割结晶后的二硅酸锂CAD瓷块，因此使用两阶段的结晶化过程中的中间产物，开发出硅酸锂玻璃陶瓷[25,26]。结晶化的第一阶段，在严格的环境管控下通过晶核形成的过程析出硅酸锂，之后加压铸造成瓷块。这时的IPS e.max CAD的瓷块为蓝色，硅酸锂的微结晶结构存在于玻璃基质中，这些硅酸锂微结晶呈现出血小板样形状，大小为0.2~1.0μm，占玻璃相总体积的40%（**图2**）。部分结晶化的CAD/CAM用瓷块的挠曲强度为（130±30）MPa，可以在口腔内调整咬合，也可以抵抗切割时的应力，确保不发生破碎[11,26]。切割完成后，在蓝色的状态下试戴、调殆，之后加热至850℃[13]。通过这一过程将硅酸锂玻璃陶瓷转化为二硅酸锂玻璃陶瓷。结晶化之后的修复体接近牙齿的颜色，在100μg/cm^2以下仍有优秀的化学稳定性、平均530MPa的双轴

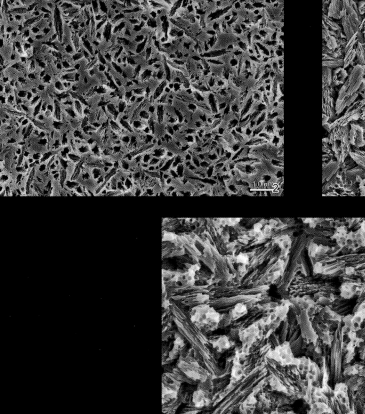
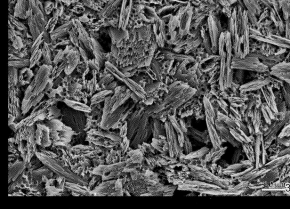
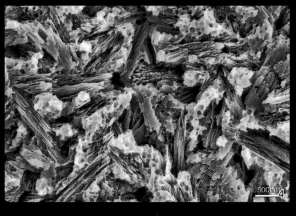
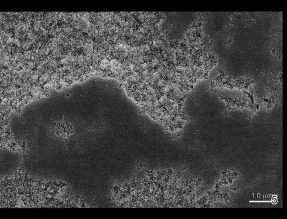
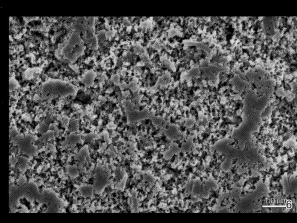
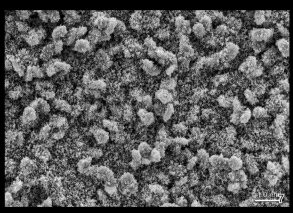

挠曲强度以及2MPa·m$^{1/2}$的韧性[25]。结晶化的IPS e.max CAD与IPS e.max Press的化学成分相同，但二硅酸锂结晶的大小有区别，IPS e.max CAD具有更微细的构造。

二硅酸锂结晶为碎细的针状，长约1.5μm，占CAD/CAM用二硅酸锂玻璃陶瓷总体积的70%，包埋在玻璃基质中（**图3**）。而铸瓷（IPS e.max Press）中的二硅酸锂结晶可以生长至3~6μm[25]。CAD/CAM用二硅酸锂玻璃陶瓷具有均匀的微细构造，这些二硅酸锂结晶与玻璃基质高密度地结合在一起（**图4**）。

CAD/CAM用二硅酸锂玻璃陶瓷具有良好的透光性以及完善的比色体系，可以单独制作全形态修复体，也可以作为内染色瓷贴面的内冠使用。使用CAD/CAM制作的部分冠临床成功率可以达到97%[5]。

CAD/CAM用氧化锆加强型硅酸锂玻璃陶瓷

临床上CAD/CAM用氧化锆加强型硅酸锂玻璃陶瓷有两种，VITA Suprinity（VITA Zahn-fabrik）和Celtra Duo（Dentsply）。两者都是按照硅酸锂玻璃陶瓷的重量比的10%加入氧化锆，改善机械强度与半透光性。

氧化锆加强型硅酸锂玻璃陶瓷的机械强度可以与二硅酸锂加强型玻璃陶瓷相媲美[27]。结晶化完成后，硅酸锂与二硅酸锂的微细构造包埋在含有氧化锆的玻璃基质中[28]。

VITA Suprinity

VITA Suprinity CAD/CAM瓷块由二氧化硅（SiO_2）、氧化锂（Li_2O）、氧化钾（K_2O）、五氧化二磷（P_2O_5）、三氧化二铝（Al_2O_3）、氧化锆（ZrO_2）、二氧化铈（IV）（CeO_2）及色素组成。这个CAD/CAM瓷块需要通过三个阶段的制作过程来实现[29,30]。首先在1500℃的环境下，将氧化锆、氧化硅，氧化锂以及其他瓷材料加热溶解，将混合均匀的溶解液倒入瓷块模具中固化[30]。固化得到的玻璃瓷块比较脆，不适合使用CAD/CAM切割，需要二次加热处理。二次加热（500~600℃）后，在玻璃基质中形成硅酸锂结晶，获得的玻璃瓷块的机械强度足以抵抗切割时的应力。至此，高透玻璃陶瓷瓷块便可以作为商品销售（**图5**）。

切割完成后的高透玻璃瓷块修复体在840℃环境下进行8分钟的再结晶处理，通过结晶化这一过程，使二硅酸锂与氧化锆的结晶构造变得更加均匀[30]（**图6**）。

图2 CAD/CAM用二硅酸锂加强型玻璃陶瓷（IPS e.max CAD）结晶化前（蓝色瓷块状态）的微细构造，硅酸锂的微结晶结构存在于玻璃基质中的状态（倍率×10000）。
图3 CAD/CAM用二硅酸锂加强型玻璃陶瓷（IPS e.max CAD）结晶化后，使用5%的氢氟酸酸蚀20秒后的微细构造（倍率×10000）。
图4 CAD/CAM用二硅酸锂加强型玻璃陶瓷（IPS e.max CAD）结晶化后，使用5%的氢氟酸酸蚀20秒后的微细构造（倍率×20000）。
图5 CAD/CAM用氧化锆加强型硅酸锂玻璃陶瓷（VITA Suprinity）结晶化前的微细构造（倍率×10000）。
图6 CAD/CAM用氧化锆加强型硅酸锂玻璃陶瓷（VITA Suprinity）结晶化后，使用5%的氢氟酸酸蚀20秒后的微细构造（倍率×10000）。
图7 CAD/CAM用氧化锆加强型硅酸锂玻璃陶瓷（Celtra Duo）结晶化后，使用5%的氢氟酸酸蚀20秒后的微细构造（倍率×10000）。

表1 CAD/CAM 用玻璃陶瓷的机械强度

材料	弹性模量（GPa）	破断强度（MPa√m）	挠曲强度（MPa）
牙釉质	87~100[32]	0.6~1.5[33]	470（杆内侧）~ 978（多根杆）[34]
牙本质	17~40[35]	2.3[36]	212[37]
IPS e.max Press（Ivoclar Vivadent）	95[26]	2.75[26]	400[26]
IPS e.max CAD（Ivoclar Vivadent）	95[26]	2.25[26]	360[26]
VITA Suprinity（VITA Zahnfabrik）	70[29]	2.0[29]	420[29]
Celtra Duo（Dentsply）after milling	70[31]	2.0[31]	210[31]
Celtra Duo（Dentsply）after crystalization	—	—	370[31]

Celtra Duo

Celtra Duo属于CAD/CAM用氧化锆加强型硅酸锂玻璃陶瓷的瓷块，含有10%的氧化锆成分。微细构造由存在于玻璃基质中的，由0.5~0.7μm的超微细硅酸锂结晶构成（**图7**）。厂家的报告表明，氧化锆完全溶解于玻璃基质中。

Celtra Duo瓷块在出售时已经完成烧结，理论上没有必要追加烧结。但是，如果进行追加的热处理（例：外染色或上釉）可以增加76%的挠曲强度。结晶化后，在富含氧化锆的玻璃基质中同时存在硅酸锂结晶与二硅酸锂结晶两种结晶微细构造[28]。

材料特性

机械特性

机械特性实际在临床上属于复杂的三维负荷状态，因此重要的材料物性有弹性模量、破断强度、挠曲强度3个指标。高强度玻璃陶瓷的基本物性如**表1**所示。

通过二硅酸锂结晶的微细嵌合构造，提高了挠曲强度与破断强度，减少了玻璃基质的隐裂发生概率[13]。CAD/CAM高强度玻璃陶瓷的均匀性得

到提升之后，便可制作超薄的全形态修复体[5]。

光学特性

使用高强度玻璃陶瓷时，可以选择不同的色调和透光度。在玻璃陶瓷中溶入色素（通常为金属氧化物）的方法，可以改变高强度玻璃陶瓷的色调。

IPS e.max CAD瓷块有16个A~D的颜色，以及4种漂白色（BL）。利用不同的工序，制作出透光性的不同的瓷块，低度透光（LT）、高度透光（HT）、中等不透光（MO）。VITA Suprinity瓷块有8种Vita色（OM1、A1、A2、A3、A3.5、B2、C2、D2）以及两种透明瓷块（T与高度透光的HT）。Celtra Duo瓷块分为低度透光（LT）、高度透光（HT），LT瓷块又分5种颜色（A1、A2、A3、A3.5、B2），高度透光的HT瓷块分为3种颜色（A1、A2、A3）。

切割、结晶化完成后的CAD/CAM用高强度玻璃陶瓷，其透光性及遮光性方面在临床上有明显的差别（**图8**）。按照厂家推荐的厚度，对高透光性CAD/CAM用玻璃陶瓷进行结晶化后，并没有达到荧光效果（**图9**）。高透光性CAD/CAM用玻璃陶瓷之间对比的结果是，氧化锆加强型硅酸锂玻璃陶瓷荧光效果比二硅酸锂加强型玻璃陶瓷更

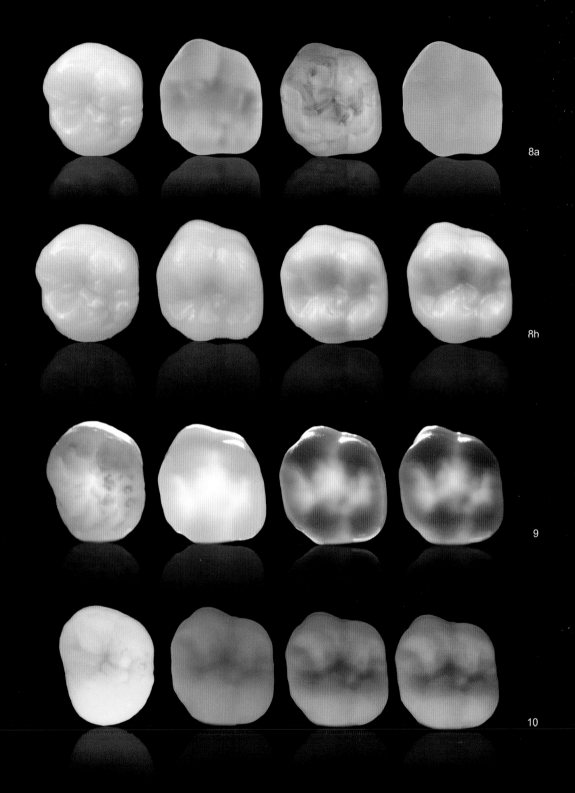

8a

8h

9

10

图8a和b 切割后的CAD/CAM修复体，结晶化前（a），结晶化后（b）。从左至右的顺序为：天然牙、IPS e.max CAD、VITA Suprinity、Celtra Duo。

图9 CAD/CAM用高强度玻璃陶瓷的透光性对比。从左至右的顺序为：天然牙、IPS e.max CAD、VITA Suprinity、Celtra Duo。

图10 CAD/CAM用高强度玻璃陶瓷的荧光效果对比。从左至右的顺序为：天然牙、IPS e.max CAD、VITA Suprinity、Celtra Duo。

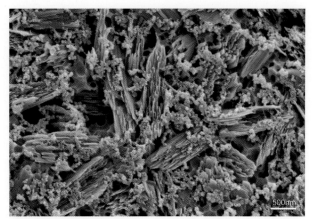

图11 使用氢氟酸酸蚀后的IPS e.max CAD结晶沉淀物的微细构造（倍率×20000）。

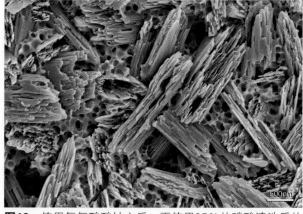

图12 使用氢氟酸酸蚀之后，再使用35%的磷酸清洗后的IPS e.max CAD的微细构造（倍率×20000）。可以观察到结晶沉淀物完全被去除掉。

优秀。我们研究所对荧光效果做了对比试验，结果表明所有临床上的修复用玻璃陶瓷的荧光效果都低于天然牙（**图10**）。二硅酸锂玻璃陶瓷（IPS e.max CAD）在蓝色波长内呈现出较低的荧光效果，氧化锆加强型硅酸锂玻璃陶瓷呈现较低且错误的荧光效果，与天然牙相比荧光效果的色相偏绿。

化学性结合

CAD/CAM用高强度玻璃陶瓷最突出的临床优势是，可以获得理想的化学性结合。酸蚀之后的修复体表面会形成微细的多孔结构，这种表面性状的改变使树脂水门汀与修复体之间产生的更多的微细的机械嵌合力。化学性结合是微创治疗的基础。

各厂家给出不同瓷块形成微细表面结构的处理时间（e.max CAD与e.max Press：20秒、Suprinity：20秒、Celtra Duo：30秒），按照要求使用5%的氢氟酸对凹凸不平的表面进行酸蚀[11,29,31]。之后使用强水压气枪冲走氢氟酸，再去除酸蚀后微细多孔内堆积的结晶沉淀物[39]（**图11**）。结晶沉淀物有可能干扰树脂水门汀，引起粘接强度下降，因此在酸蚀后凹凸不平的表面使用35%的磷酸酸蚀60秒，或者在98%的酒精中超声震荡1~3分钟（**图12**）。干燥修复体表面，涂抹硅烷偶联剂，硅烷偶联剂发挥作用需要1分钟的时间。硅烷醇与玻璃的网状结构相结合，同时有机官能团与树脂粘接剂的甲基丙烯酸酯形成共聚物。我们研究的结果表明，MDP（methacryloyloxydecyl dihydrogen phosphate）中含有的硅烷醇可以提高与氧化锆加强型硅酸锂玻璃陶瓷的结合力。

结论

CAD/CAM用高强度玻璃陶瓷具有充分的透光性与机械强度，使用CAD/CAM用二硅酸锂加强型玻璃陶瓷制作的全形态修复体，表现出优秀的临床稳定性。与此相比，有必要对CAD/CAM用氧化锆加强型硅酸锂玻璃陶瓷有必要进行更完善的独立临床研究。使用CAD/CAM技术制作的全形态修复体是可以信赖的临床修复选择。**图13～图26**将介绍，使用上述材料对牙釉质形成不全的患者进行修复治疗。

图13 牙釉质形成不全的患者摘掉义齿时的状态。

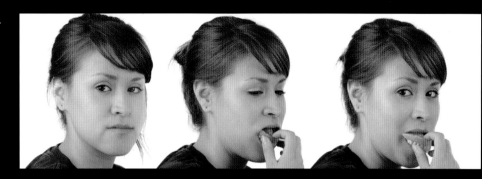

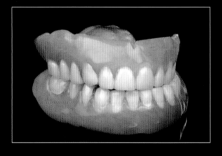
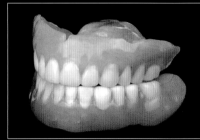
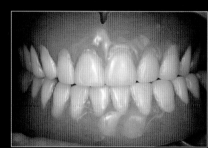

14a | 14b | 15

图14a和b 患者有10年以上的全口义齿病史。

图15 戴入全口义齿时的口腔内状况。

图16 术前的CT图像可以看出，患者曾做过颌面外科治疗以纠正Ⅲ类错𬌗关系。手术当时使用总义齿作为基准设定上颌的术后位置，可见部分牙齿为压低的状态。

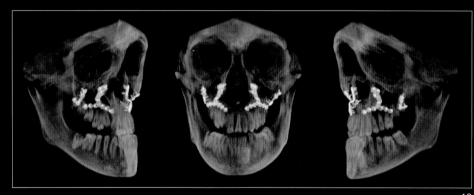

16

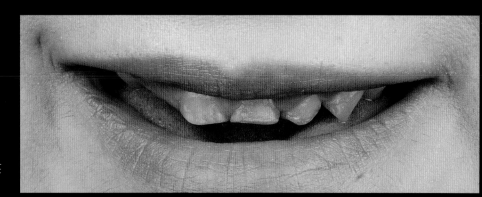

图17 取下总义齿时的微笑状态。

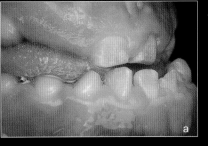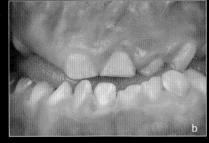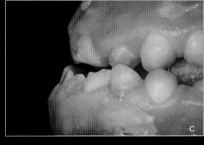

图18a ~ c 患者的术前口腔内状态，牙釉质形成不全、下颌前突、反𬌗（安氏分类的Ⅲ类错𬌗关系）。

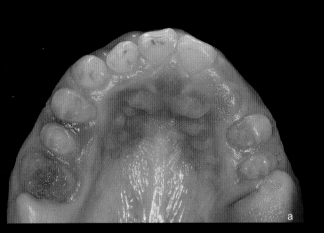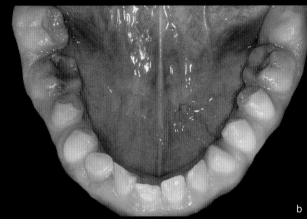

图19a和b 术前的上下颌牙列状态。笔者慎重地考虑了各种治疗计划后，最终笔者选择不备牙的全口粘接修复。

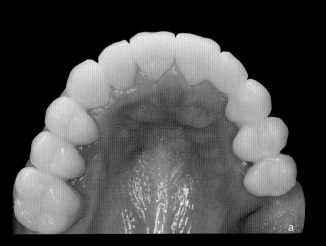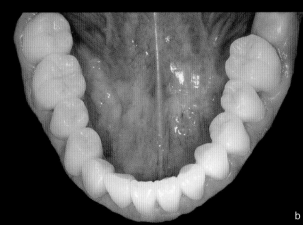

图20a和b 以诊断蜡型为基础，在不备牙的前提下使用PMMA树脂制作暂时性修复体。

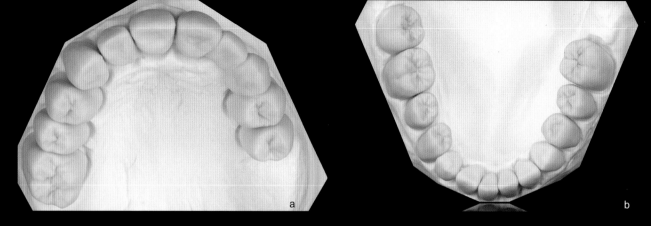

图21a和b 蓝色瓷块阶段的CAD/CAM全形态冠。以诊断蜡型（CAD/CAM biocopy）为基础，使用二硅酸锂加强型玻璃陶瓷（IPS e.max CAD）切割出CAD/CAM全形态修复体（厚度0.3mm）。

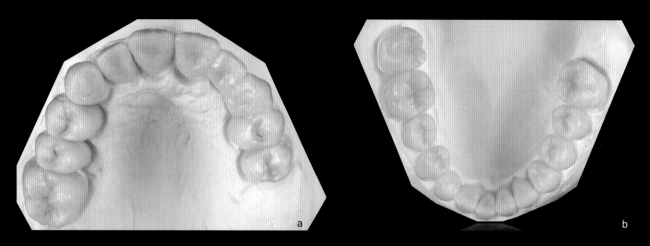

图22a和b 在口外进行个性化处理、上釉、结晶化处理后的CAD/CAM二硅酸锂加强型玻璃陶瓷修复体。

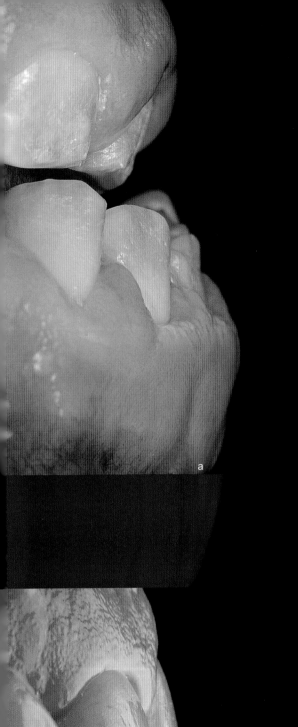

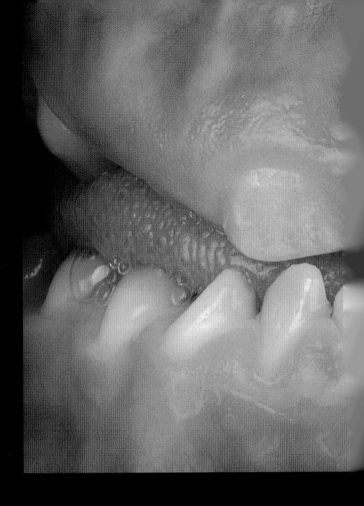

图23a ~ f 术前的口腔内状态显示下颌前突，覆盖为负值；术后修正垂直高度，改善覆盖、覆𬌗。

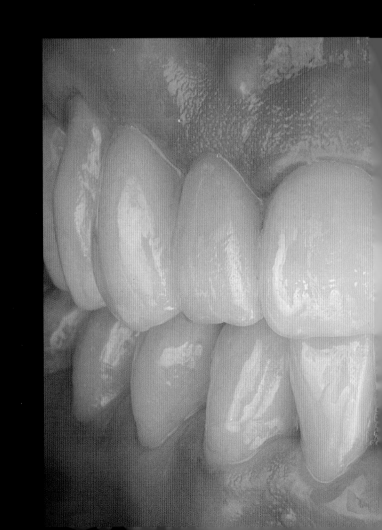

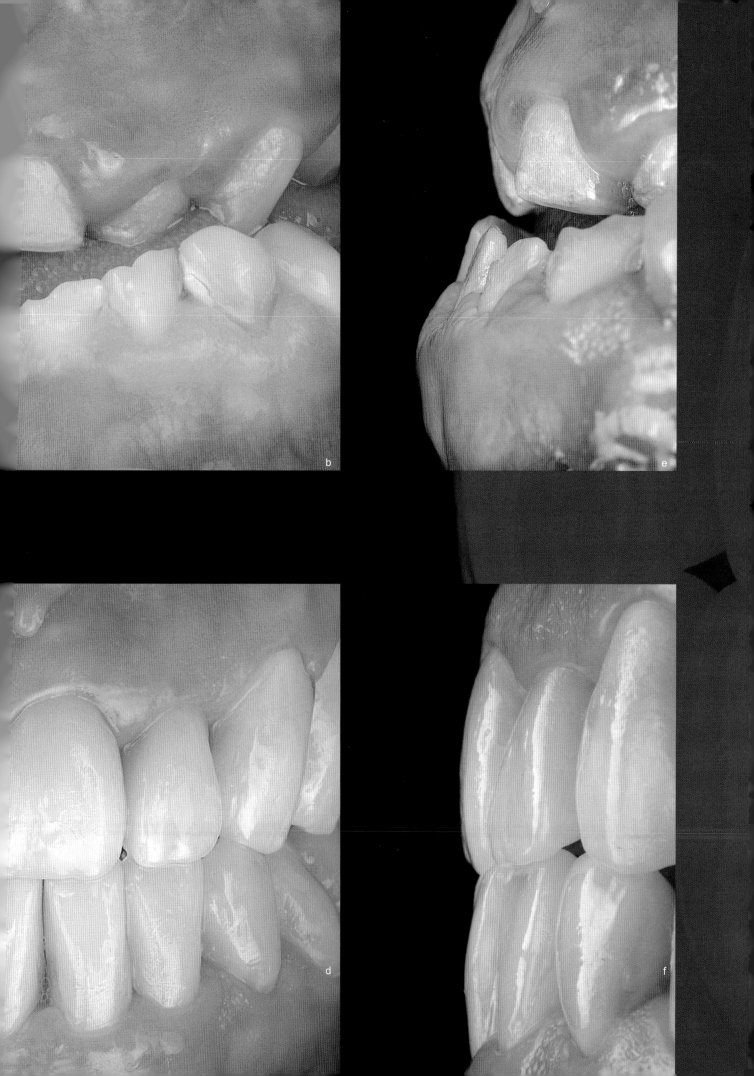

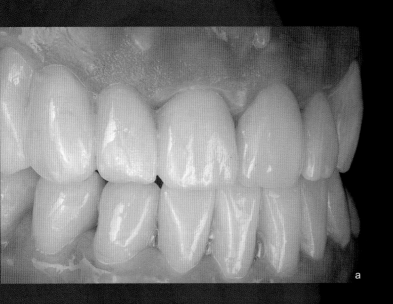

图24a ~ c 在不备牙前提下，用CAD/CAM全形态修复体修复牙釉质形成不全的牙齿。术后的右侧、正面以及左侧观。

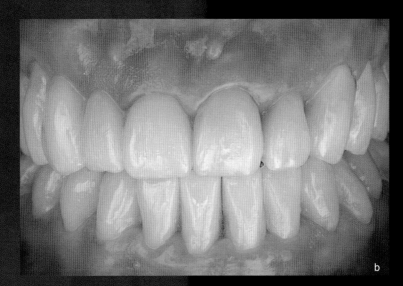

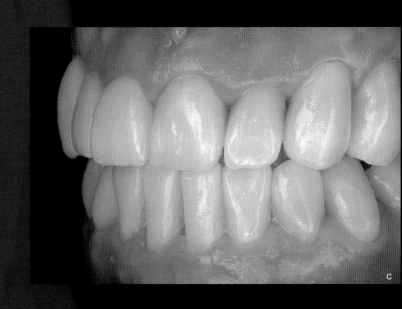

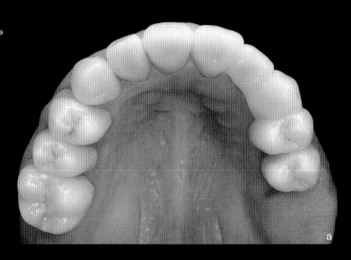
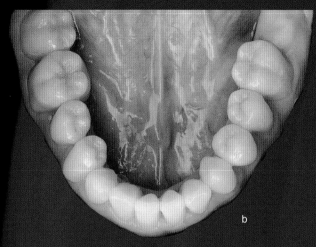

图25a和b CAD/CAM修复体粘接后的上下颌牙列状态。

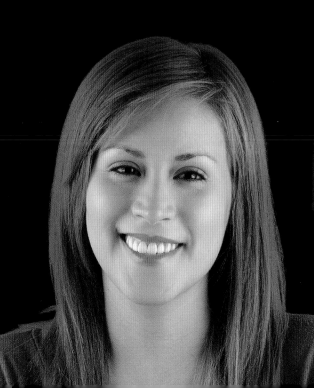

图26 治疗结束后患者微笑时的照片。

参考文献

[1] Haselton DR, Diaz-Arnold AM, Hillis SL. Clinical assessment of highstrength all-ceramic crowns. J Prosthet Dent 2000；83：396-401.

[2] El-Meliegy E, van Noort R. Glasses and Glass Ceramics for Medical Applications. New York: Springer, 2012.

[3] Denry I, Kelly JR. Emerging ceramic-based materials for dentistry. J Dent Res 2014；93：1235-1242.

[4] Anusavice KJ. Phillips' Science of Dental Materials. St. Louis: Elsevier, 2013.

[5] Guess PC, Selz CF, Steinhart YN, Stampf S, Strub JR. Prospective clinical split-mouth study of pressed and CAD/CAM all-ceramic partialcoverage restorations: 7-year results. Int J Prosthodont 2013；26：21-25.

[6] Höland W, Schweiger M, Frank M, Rheinberger V. A comparison of the microstructure and properties of the IPS Empress 2 and the IPS Empress glass-ceramics. J Biomed Mater Res 2000；53：297-303.

[7] Schultheis S, Strub JR, Gerds TA, Guess PC. Monolithic and bi-layer CAD/CAM lithium-disilicate versus metal-ceramic fied dental prostheses: Comparison of fracture loads and failure modes after fatigue. Clin Oral Investig 2013；17：1407-1413.

[8] Valenti M, Valenti A. Retrospective survival analysis of 261 lithium disilicate crowns in a private general practice. Quintessence Int 2009；40：573-579.

[9] Taskonak B, Sertgoz A. Two-year clinical evaluation of lithia-disilicate-based all-ceramic crowns and fied partial dentures. Dent Mater 2006；22：1008-1013.

[10] Marquardt P, Strub JR. Survival rates of IPS empress 2 all-ceramic crowns and fied partial dentures: Results of a 5-year prospective clinical study. Quintessence Int 2006；37：253-259.

[11] IPS e.max Scientifi Documentation. Ivoclar-Vivadent, 2009.

[12] Kern M, Sasse M, Wolfart S. Ten-year outcome of three-unit fied dental prostheses made from monolithic lithium disilicate ceramic. J Am Dent Assoc 2012；143：234-240.

[13] Hench LL, Day DE, Holand W, Rheinberger VM. Glass and medicine. Int J Appl Glass Sci 2010；1：104-117.

[14] Höland W, Apel E, vant' Hoen C. Studies of crystal phase formations in high-strength lithium disilicate glass-ceramics. J Non-Cryst Solids 2006；352：4041-4050.

[15] Stookey SD. Catalyzed crystallization of glass in theory and practice. Ind Eng Chem 1959；51：805-808.

[16] Höland W, Beall GH; American Ceramic Society. Glass-Ceramic Technology, ed 2. Hoboken: Wiley, 2012.

[17] Monmaturapoj N, Lawita P, Thepsuwan W. Characterisation and properties of lithium disilicate glass ceramics in the SiO2-Li2O-K2O-Al2O3 system for dental applications. Adv Mater Science Eng 2013；2013：1-11.

[18] Goharian P, Nemati A, Shabanian M, Afshar A. Properties, crystallization mechanism and microstructure of lithium disilicate glass-ceramic. J Non-Cryst Solids 2010；356：208-214.

[19] Höland W, Beall GH; American Ceramic Society. Composition systems for glass-ceramics. In: Glass-Ceramic Technology, ed 2. Hoboken: Wiley, 2012：75-206.

[20] Tulyaganov DU, Agathopoulos S, Kansal I, Valério P, Ribeiro MJ, Ferreira JMF. Synthesis and properties of lithium disilicate glass-ceramics in the system SiO2-Al 2O3-K2O-Li2O. Ceram Int 2009；35：3013-3019.

[21] Beall GH. Glass-ceramics: Recent development and application. Ceram Trans 1993；30：241-266.

[22] Beall GN. Design of glass-ceramics. Solid State Sci 1989；3：333-354.

[23] Headley TJ, Loehman RE. Crystallization of a glass-ceramic by epitaxial growth. J Am Ceram Soc 1984；67：620-625.

[24] Apel E, Hoen C, Rheinberger V, Höland W. Inflence of ZrO2 on the crystallization and properties of lithium disilicate glass-ceramics derived from a multi-component system. J Eur Ceram Soc 2007；27：1571-1577.

[25] Höland W, Schweiger M, Watzke R, Peschke A, Kappert H. Ceramics as biomaterials for dental restoration. Expert Rev Med Devices 2008；5：729-745.

[26] Guess PC, Schultheis S, Bonfante EA, Coelho PG, Ferencz JL, Silva NRFA. All-ceramic systems: Laboratory and clinical performance. Dent Clin of North Am 2011；55：333.

[27] Denry I, Kelly JR. Emerging ceramic-based materials for dentistry. J Dent Res 2014；93：1235-1242.

[28] Krüger S, Deubener J, Ritzberger C, Höland W. Nucleation kinetics of lithium metasilicate in ZrO2-bearing lithium disilicate glasses for dental application. Int J Adv Glass Sci 2013；4：9-19.

[29] VITA Suprinity: Technical and Scientifi Documentation. VITA Zahnfabrik, 2013.

[30] Durschang B, Probst J, Thiel N, Bibus J, Vollmann M, Schusser U ［inventors］. Fraunhofer-Gesellschaft, Degudent, Vita Zahnfabrik, assignees. Lithium disilicate glass-ceramic, method for production thereof and use thereof. US patent application 20120309607 A1, 6 December 2012.

[31] Celtra Duo. Dentsply, 2013.

[32] Park S, Quinn JB, Romberg E, Arola D. On the brittleness of enamel and selected dental materials. Dent Mater 2008；24：1477-1485.

[33] Bechtle S, Habelitz S, Klocke A, Fett T, Schneider GA. The fracture behaviour of dental enamel. Biomaterials 2010；31：375-384.

[34] Bechtle S, Ozcoban H, Lilleodden ET, et al. Hierarchical flxural strength of enamel: Transition from brittle to damage-tolerant behaviour. J R Soc Interface 2012；9：1265-1274.

[35] Ziskind D, Hasday M, Cohen SR, Wagner HD. Young's modulus of peritubular and intertubular human dentin by nano-indentation tests. J Struct Biol 2011；174：23-30.

[36] Yan J, Taskonak B, Mecholsky JJ Jr. Fractography and fracture toughness of human dentin. J Mech Behav Biomed Mater 2009；2：478-484.

[37] Plotino G, Grande NM, Bedini R, Pameijer CH, Somma F. Flexural properties of endodontic posts and human root dentin. Dent Mater 2007；23：1129-1135.

[38] Rey Duro F, Souza Andrade J, Duarte Jr S. Fluorescence: Clinical evaluation of new composite resins. Quintessence Dent Technol 2012；35：145-156.

[39] Duarte Jr S, Phark J-H, Blatz M, Sadan A. Ceramic systems: An ultrastructural study. Quintessence Dent Technol 2010；33：42-60.

*此文章曾刊登在"QDT2015年"上。

CAD/CAM：精度与卓越的全新世界

Paulo Kano, DDS, MDT[1]

Luiz Narciso Baratieri, DDS, MS, PhD[2]

Fabio Andretti, DDS, MS, PhD[3]

Priscila Saito, DDS[4]

Emerson Lacerda, MDT[5]

Sillas Duarte, Jr, DDS, MS, PhD[6]

[1]Visiting Professor, Federal University of Santa Catarina, Florianópolis, Brazil; Private Practice, São Paulo, Brazil.

[2]Professor and Chair, Department of Dentistry, Federal University of Santa Catarina, Florianópolis, Brazil.

[3]Visiting Professor, Federal University of Santa Catarina; Private Practice, Florianópolis, Brazil.

[4]Private Practice, São Paulo, Brazil.

[5]Dental Technician, São Paulo, Brazil.

[6]Associate Professor and Chair, Division of Restorative Sciences, Ostrow School of Dentistry, University of Southern California, Los Angeles, California, USA.

Correspondence to: Dr Paulo Kano, Rua das Pitombeiras 126, São Paulo, SP, 04321-160 Brazil. Email: ipkano@gmail.com

近年来，口腔医疗的组合与实施模式逐步两极分化，一是与口腔技工所合作的传统方式，另一种是利用自动化手段制作修复体的方式。随着制造业的现代化发展，原本需要很多时间完成的工作被规范的流程化所取代，CAD/CAM切割系统应运而生。传统的口腔技师需要熟练这项技术，提升对美学的感性理解。

CAD系统是指将扫描或者既存的数据信息利用计算机辅助分析、设计，完成数字图像的加工工作[1]。CAM系统（计算机辅助制造）是将CAD系统设计完成的数字图像数据经过计算翻译成切割数据，利用切割机完成产品的制造过程。

CAD/CAM技术并不是新研发的技术，在一些领域已经使用了几十年。该技术最初在1950年开发，应用于美国防空系统SAGE（半自动地面防空系统），与口腔医学完全无关。1957年，Patrick J.Hanratty开发的系统代码是我们今天数字化技术的基础，之后随着各种不同代码的出现，CAD/CAM[2]系统也逐步标准化，被更多的产业所采用，同时也促进了原材料的生产。

1977年，Young与Altschuler提出，使用光学仪器测绘口腔内空间坐标[3]。1979年Mörmann与Brandestini开发出第一套应用在口腔领域的CAD/CAM系统，并取CEramic REConstruction的文字缩写商品名为CEREC，由当时的西门子公司销售，后来转为西诺德公司销售[4]。1984年，Francois Duret开发出Duret System，在1992年作为Sopha BioConcept system正式上市[5]。

但是，CAD/CAM技术还没有很广泛地应用在口腔领域，尤其是椅旁应用，这主要归咎于两个原因，一是高额的成本，二是要完美地重现复杂的解剖形态十分困难[6]。

扫描的数据可以保管起来方便日后使用，也可以直接制作模型。通过软件将二维图像转换为三维模型形态，这些生成、调整后的数据可以与其他厂家的软件兼容。利用软件还可以测量制作修复体和组成修复体各部分的厚度。这点非常重要，因为它可以预测修复体各部分是否具有必要的强度。

CAD/CAM系统的主要特点是术者不需要具备口腔技师的传统修复技术，就可以制作一般修复体（嵌体、高嵌体、冠、贴面）、单冠或者多单位的内冠、种植修复时的基台、制作模型、外科手术导板等，因此在临床上应用十分广泛。这套系统根据工作环境一般分为椅旁系统和技工所系统两种。

CAD/CAM技术可以与传统的制作方法相结合，取两者长处，即有数字化的准确、高速，还兼有传统技师的审美和艺术性。当然，如果不理解掌握口腔特有的理念，只会操作硬件、软件，将不可能完全发挥出这项技术的优势。也就是说，CAD/CAM系统并不能代替现在的临床操作，只是通过它的动态运动、可预见性，提高临床效率。

对于正畸而言，传统的正畸方法需要通过分析头颅侧位片、制取记存模型、诊断排牙试验等来建立治疗计划，并按照计划粘接托槽、控制转矩与正畸力等方法以获得期待的结果。近年来，我们可以通过CAD/CAM系统将虚拟模型与放射线图像重叠，计算牙齿移动的范围、距离、角度，并且可以在术前进行动态模拟。正颌外科与种植外科手术也可以利用CAD/CAM系统将获得的图像数据与切割系统结合，并创建治疗计划，还可以利用术前的初始模型模拟手术。

在进行直接–间接修复时，无论使用哪一代数字化产品，都需要对病例创建理想的治疗计划，选择适合的修复材料，正确的牙体预备、排龈，并维持牙周健康和咬合正确。此外为确保成功的治疗，不能忽视修复体粘接、最终调验、抛光、定期复查等步骤。在利用数字化技术时，可以省掉传统修复体制作过程中分割模型、制作蜡型、包埋、铸造、开盒等步骤，提高修复体的精确性，节约工作时间。可是，患者并不知道这一切，对于患者来说恢复牙齿的天然状态最为重要。如果将复制自然作为目标，整个过程将出现很多需要把控的变数。在口腔医疗领域，模仿天然牙的根本因素就是正确恢复牙齿的形态、表面纹理、透光性、色彩等。不同厂家的材料在色彩和透光性方面还存在差异，但现阶段的CAD/CAM系统已经可以恢复牙齿形态以及表面纹理。

发展

本篇主要介绍椅旁CEREC（Sirona）CAD/CAM系统四个不同的操作模式，包括数据库模式、镜像复制模式、个性化数字印模模式以及利用应用程序分析邻牙三维形态的模式（Sirona研发的CEREC生物再造专利技术）。

最简单生成图像的方法如下：第一种模式是通过厂家或者软件工程师提供的标准数据库生成图像。这些从实际模型读取的数字化形态会预先安装在CAD/CAM系统中。口腔医生只需要对基牙和对颌牙进行扫描，图像读取结束后，系统会生成虚拟模型，医生从数据库中选择最适合的形态。同时，系统会确认与对颌牙的咬合关系，提供可选择的修复体，最终切割修复体。但是，数据库中的形态数量有限，厂家提供了4种基本形态（青年人、成年人、老年人、东方人；这些形态由Sirona开发），利用这些标准形态，很难获得与邻牙相近似的解剖学形态。在这个模式下还可以利用曾经读取的数字化图像作为标准化数据来参照，这点与其他厂家不同，十分方便。

第二种模式是通过镜像的方法。与数据库模式相同，先扫描完整的上下颌牙列，而这次的扫描需要获得与缺失牙拥有相同要素的牙齿，通过它来反映缺失牙的信息。最初，这个模式在CEREC里的名字是Bioreference，现在更名为Biogeneric Reference，在原来的基础上增加了生物遗传工程学的功能，可以通过对侧牙以及对颌牙的形态来提供修复牙方案。这个模式要求参照牙与缺失牙有类似的形态。

第三种模式为个性化数字印模模式，也被称为Biocopy（软件版本为3.8），有以下几种读取方式：①蜡型复制；②暂时性修复体复制；③测试用的修复体复制；④患者自身的未制备牙齿（修正色泽与排列后）复制。之后，再扫描制备后的基牙并将两次扫描后图像重合，利用数字化技术设计修复体，切割修复材料。如今瓷睿刻系统称之为biogenerics copy，其主要功能是保存最初的扫描数据设计的形态。现在，最新版本的软件已经将镜像复制模式和个性数字化模式关联，某些情况下可以将设计好的形态和邻接关系转移到基牙上。

第四种模式是通过应用程序分析邻牙的三维解剖形态，构筑修复体，只有CEREC使用这种生物遗传工程学的方法。应用程序会根据患者其他的牙齿形态的解剖标志，例如通过牙尖、轴倾度、牙尖斜面等数据，计算和设计需要修复的缺失部分。例如，即便一个病例失去了所有的后磨牙，应用程序也可以通过从前磨牙获取的数据，综合考虑咬合与功能运动的关系，重新构建牙齿形态。

工作流程

以下将介绍通过CAD/CAM系统精确重现天然牙的过程。

模型的制作与准备

首先，使用高稠度/低稠度的加聚硅橡胶（乙烯硅聚醚）印模材（Virtual, Ivoclar Vivadent）制取患者的天然牙牙列印模，之后使用特殊的石膏（Fujirock EP，GC）灌注印模。静置2小时后，从印模中取出模型，再使用工业级高品质硅橡胶（Poli 400 Polisil, Poli Resinas Indústria Comércio Resinas）复制两个印模。修整最初的模型，调整并强调要修复牙的窝沟部分。

从第二个模型上分割所有牙齿，利用Geller的手法制作牙齿代型。将涂抹凡士林后的牙齿代型重新装回印模材中，再次灌注石膏，制作底座。2个小时后将牙齿代型从底座上取下，使用工业级硅橡胶复制牙齿代型的底座部分。

使用中度至硬度的有机蜡代替石膏，灌注底座部分的印模。有机蜡（Red Inowax, Formaden）的原料是工业用硅胶，熔点为74℃，需要用火焰加热，加热到这个温度以上后灌注到印模中，之后放入74℃的恒温箱以保持液体的状态。随后加压（4个大气压）冷却至室温，防止气泡产生。在这之后，从硅胶中去除这些有机蜡，获得精准的牙龈形态。通过对蜡型的修整，利用不同颜色的蜡，最终确定了修复体形态和边缘结构。

获得具有清晰肩台形态的石膏模型是所有全瓷修复的基础。

制备完成后使用硅橡胶制取印模，随后对得到的印模进行两次灌注：第一次用石膏，第二次用丙烯酸树脂（Ivo-cron, dentin body and incisal, Ivoclar Vivadent）。

接着，将得到的代型重新放入石膏的底部，启动数字化扫描（CAD），再通过CEREC系统（Cerec AC，Sirona）切割全瓷冠。

图像采集

首先使用台式扫描仪，利用Biocopy通过双扫描技术获得窝沟形态明显的石膏模型图像（inEos Blue, model D3446, Sirona）。而在这之前，需要使用对比喷雾（CEREC OptiSpray, Sirona）。接下来，对制备好的基牙进行扫描，因为系统试图将对牙齿初始的状态与预备后的状态整合，因此称为"双扫描技术"。

只有通过这项技术才可以获得有关牙齿形态详细而精准的信息，并且将这些信息完美地转移到数字化切割出来的全瓷修复体。

利用Biogeneric Copy的双扫描技术

需要强调的是，示例中使用的软件版本（4.2）把镜像复制模式和个性数字化模式相结合，这在以前的软件版本中是不同的模式。镜像复制模式有时会在不包含Copy Line的区域中产生缺陷。为了克服这项缺点，在制作蜡型的过程中应该彻底确定修复体的轮廓和形态细节，以免在预备过程中缺乏连续性。因此，我们需要尽一切努力保存每一步数据和信息，防止对已经设计的修复体进行调整和修改。

数字化设计

首先，修复体类型（individual）、设计模块（Biogeneric Copy）和牙齿形态（包含智齿的所有牙齿）已经存在于软件中的管理界面，也包含了可选择的修复体材料（IPS Empress CAD Multi, Ivoclar Vivadent; shade: A2; size: C14）。接下来，利用台式扫描仪（inEos Blue, model D3446）在扫描界面可以获得两个图像（有着明显窝沟形态的初始状态和制备后的状态）。

扫描获得图像之后，软件将自动生成虚拟模型。在本病例中采集到的是整个上颌模型以及镜像复制的上颌模型。通过这项工作流程，最终修复体将完美地呈现天然牙的形态（从具有明显窝沟形态的蜡型获得）。

这里需要强调的是，在镜像复制模式下，对颌的扫描并非必要，因为关于修复体所有的信息都是从初始状态中获得，并且十分注重天然的窝沟形态。随后，将虚拟模型放在牙弓中并对齐，修剪区域，虚拟绘制修复体边缘，制订基牙预备沟，并确定修复相关区域（**图9**）。此时，所有参数以微米为单位设置：粘接间隙；咬合面降低高度；邻接、咬合动态接触时的强度；最小咬合高度；边缘厚度。

另外针对车针几何形态和去除固位区域的参数已经预设置，而这些参数禁止被用户更改。在所有参数设置完成后，设计修复体。我们需要注意及时保存所有对修复体的设计。在这之后的调整应该尽量局限于邻面接触、过薄区域的纠正和颈部区域的平滑修整，而不要去改变修复体的整体形态和解剖结构。

切割

这一步骤选择切割设备、切割速度（Normal模式）和瓷块尺寸（C14）。根据牙齿所需的最大直径，在软件屏幕上的瓷块内放置修复体。

但是，修复体的切割时间取决于选择的瓷块类型、瓷块大小、修复体的复杂程度以及使用的切割车针。而这个病例使用了CEREC的切割车针，切割时间为8~15分钟。因为CEREC的切割系统使用双车针切割（一个车针用于切割修复体内部，另一个车针用于切割修复体外部形态）。这套系统节约了大约传统单个车针切割一半的工作时间。

调整、完成、抛光

调整过程也只是用车针去除瓷块与修复体的连接部。这样制作出来的修复体与基牙密合性很高。然而，此时的修复体看起来表面无光泽、无生命力、表面纹理不清晰或窝沟形态不明显，但只要使用钻石抛光膏（Universal Diamond Gloss 2, 3μm, KG Sorensen）和羊毛刷（SUN）对修复体进行细致的抛光，就能获得生动逼真的表面纹理和窝沟形态。

事实上，在切割之后除了磨除连接部，还需要对修复体表面形态进行手工塑造，并且用不同的颜色（Universal Stains, IPS Empress, Ivoclar Vivadent）将其个性化。最后上釉（Uni- versal Glaze Paste, IPS Empress, Ivoclar Vivadent），再使用羊毛刷和钻石抛光膏进行抛光（Universal Diamond Gloss 2, 3μm）。

如**图1 ~ 图33**所示，这些步骤使修复体准确地再现了天然牙的纹理与解剖结构，获得了完美的仿真效果。

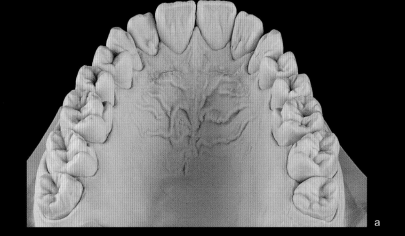

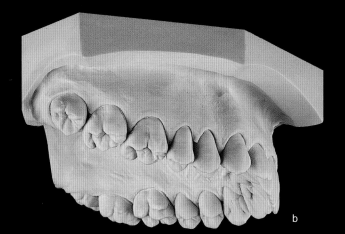

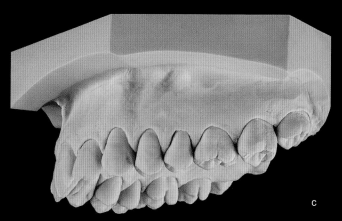

图1a ~ c 镜像复制出的上颌模型咬合面及左右侧视图。

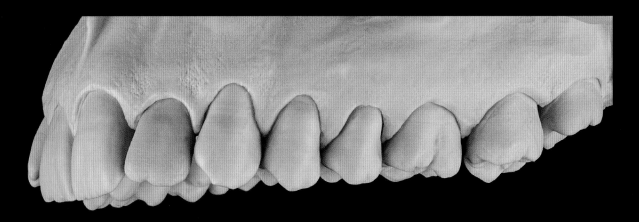

图2 注意详细的牙齿形态，并将其作为最终修复体的指针。

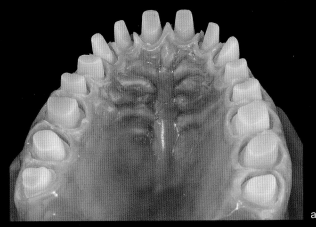

图3a　上颌牙体制备后的咬合面观。

图3b　上颌前牙制备后的正面观。

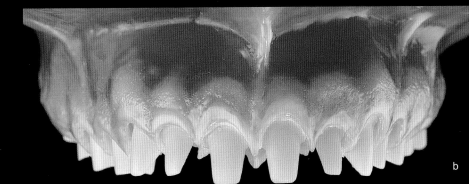

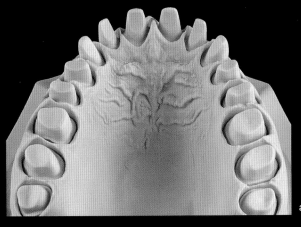

图4a　上颌牙体制备后的工作模型咬合面观。

图4b　上颌前牙制备后的工作模型正面观。

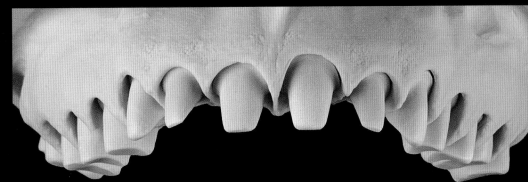

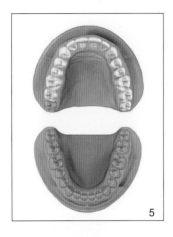

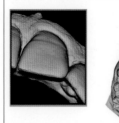

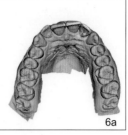

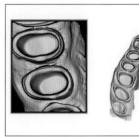

图5 在CEREC软件的管理选项中，选中需要修复的牙齿。然后在设计模块中选择Biogeneric Copy，并选择"crown"作为修复方式。

图6a 获取（扫描）未制备的牙齿数据并进行复制。

图6b 获取（扫描）制备后的基牙数据。

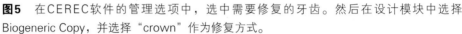

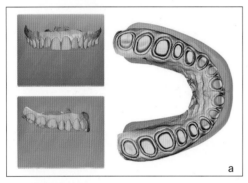

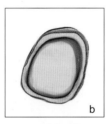

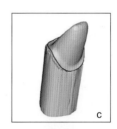

图7a 在"Model"界面已经设置了模型轴。

图7b 在"Model"界面中已经画出了后牙的边缘线。

图7c 在"Model"界面中已经画出了前牙的边缘线。

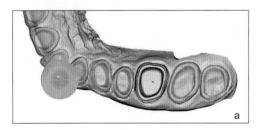

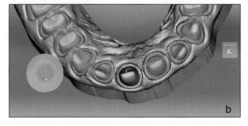

图8a 重置后牙就位道。

图8b 重置前牙就位道。

图9 划分上颌镜像复制区域。

图10 设计最终修复体参数。

图11 以Biocopy为基础设计修复体。

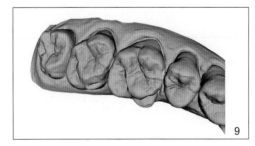

间隙剂（Spacer）：80μm

补偿（offset）：0μm

近中接触区强度：25μm

咬合面接触区强度：25μm

最小厚度（轴向radial）：400μm

最小厚度（咬合面occlusal）：400μm

边缘厚度：30μm

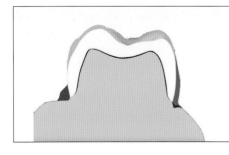

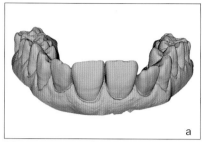

图12a Biocopy线。

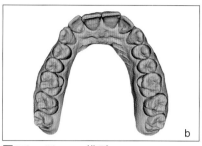

图12b Biocopy模型。

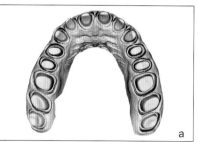

图13a 基牙数字化模型。

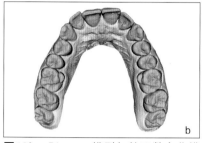

图13b Biocopy模型与基牙数字化模型重叠（咬合面观）。

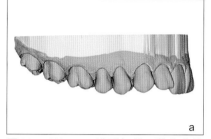

图14a Biocopy模型与基牙数字化模型重叠（颊侧面观）。

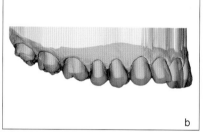

图14b Biocopy模型与基牙数字化模型重叠（透视下颊侧面观）。

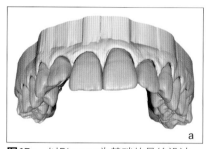

图15a 以Biocopy为基础的最终设计。

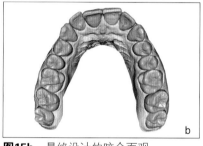

图15b 最终设计的咬合面观。

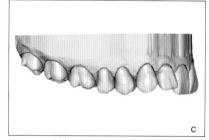

图15c 准备切割。

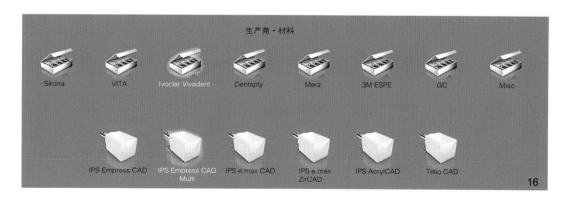

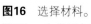

图16 选择材料。

图17a 在多层色瓷块内定位前牙修复体位置。

图17b 在多层色瓷块内定位后牙修复体位置。

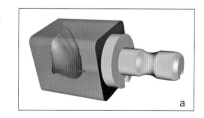

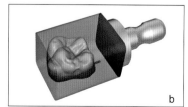

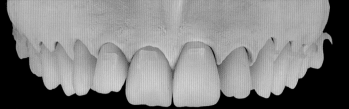

图18a 切割出的二硅酸锂陶瓷修复体。

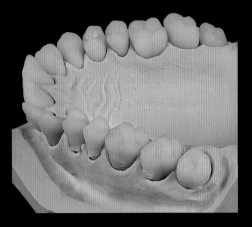

图18b 修复体咬合面观。

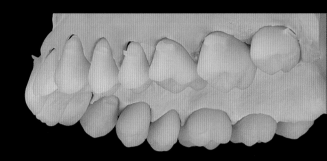

图18c 修复体颊侧面观。

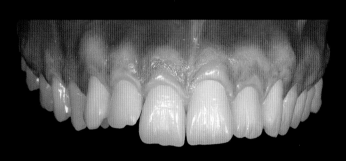

图19a 初始抛光后的修复体

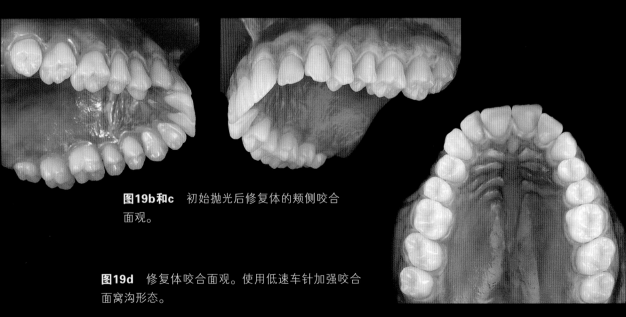

图19b和c 初始抛光后修复体的颊侧咬合面观。

图19d 修复体咬合面观。使用低速车针加强咬合面窝沟形态。

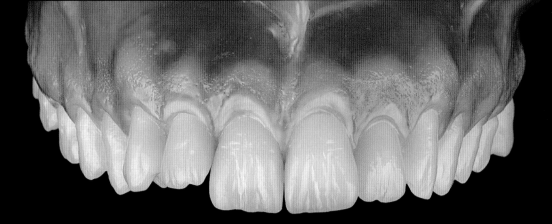

图20 突出唇面形态。

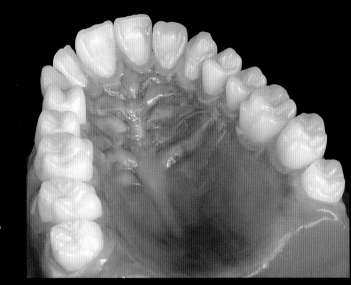

图21 修复体腭侧咬合面观。

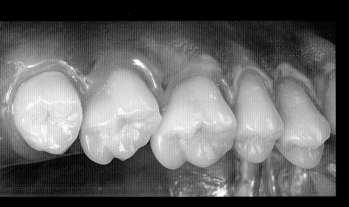

图22a 后牙特写视图。仅中央窝沟被稍微重新定义。

图22b 上颌前牙腭侧面观。仅边缘嵴形态被重新定义。

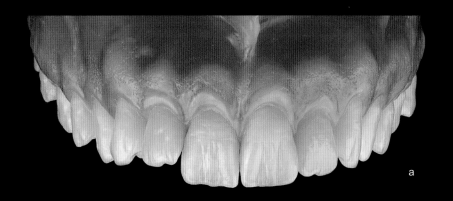

图23a ~ c 在修复体颈部增加饱和度突出个性化特征，随后进行上釉和抛光。

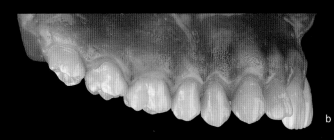
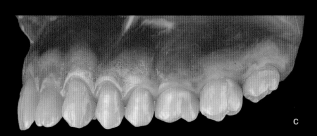

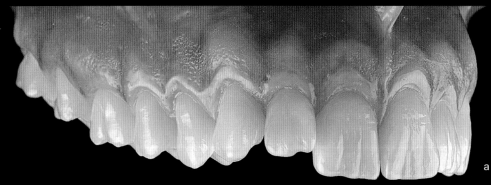

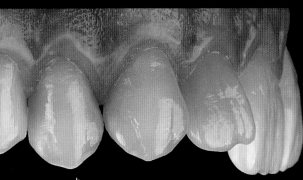

图24a ~ c 侧面特写视图。

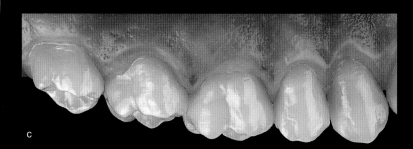

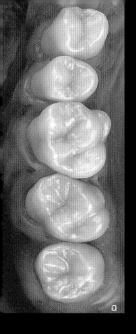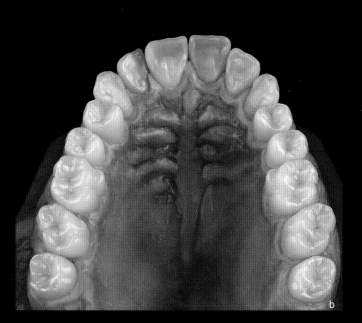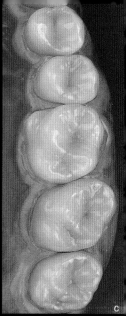

图25a 上颌右侧后牙。

图25b 上颌咬合面观。

图25c 上颌左侧后牙。用橙色和遮色材料增加窝沟处的饱和度并对窝沟进行细致的染色。

a|b|c

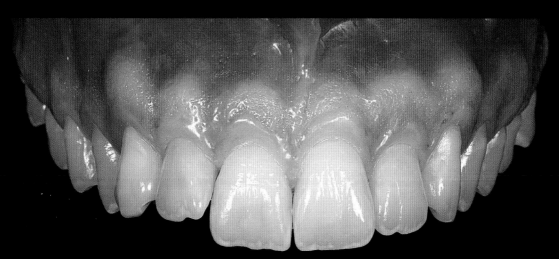

图26 对上颌前牙增加透光性和乳光效果，增强个性化特征。

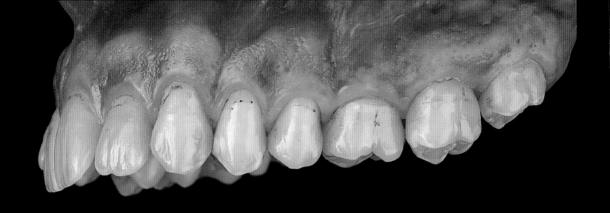

图27　带有个性化特征的上颌左侧修复体的颊侧面观。

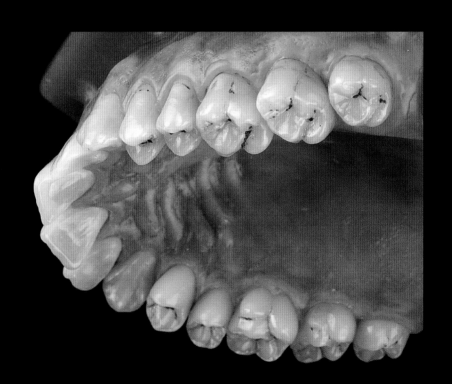

图28　带有个性化特征的上颌左侧修复体的咬合面腭侧观。

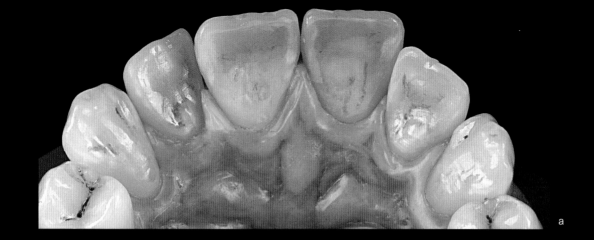

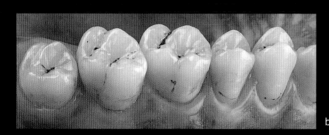

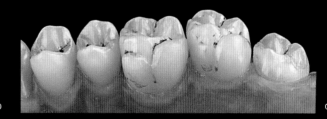

图30a～c 腭侧、颊侧和舌侧观。

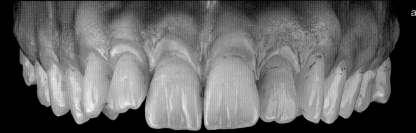

图31a和b 突出个性化特征的上颌前牙。

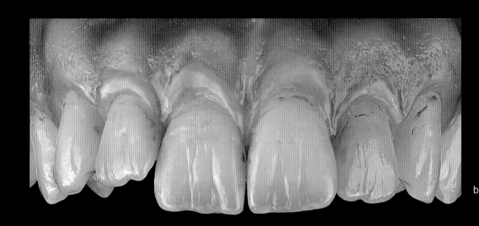

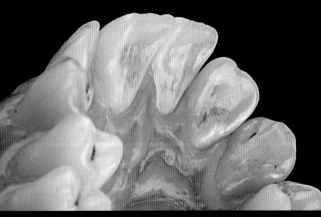

图32a和b 腭侧面观。

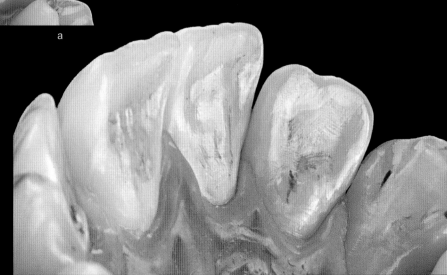

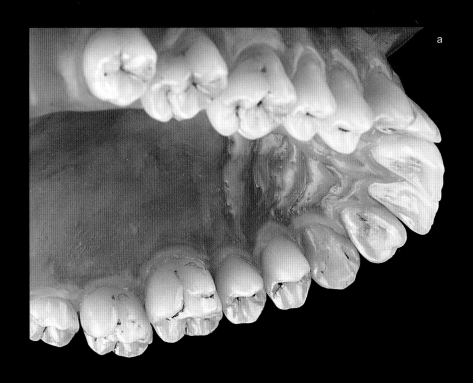

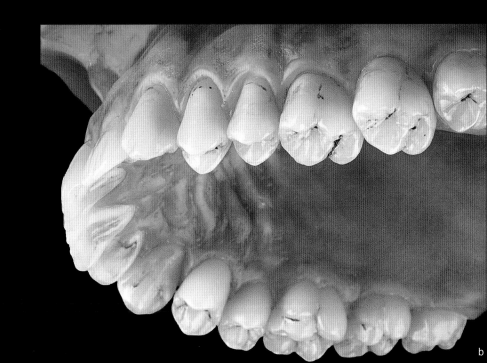

参考文献

[1]Haselton DR, Diaz-Arnold AM, Hillis SL. Clinical assessment of 1. Lee K. Principles of CAD/CAM/CAE Systems. Boston: Addison-Wesley Longman, 1999.

[2]Sanders N. An industry perspective on the beginnings of CAD. SIGCSE Bulletin 2008；40（2）：128-156.

[3]Young JM, Altschuler BR. Laser holography in dentistry. J Prosthet Dent 1977；38：216-224.

[4]Correia ARM, Fernandes JCAS, Cardoso JAP, Silva CFCL. CAD-CAM: A informática a serviço da prótese fia ［in Portuguese］. Revista de Odontologia da UNESP 2006；35（2）：183-189.

[5]Duret F. Chairside creations: The Sopha bioconcept system. Dent Today 1992；11（7）：44-47.

[6]Ueda RYI, Tsuzuki MDSG. Desenvolvimento de um sistema CAD com suporte a curvas e superfiies. Congresso Brasileiro de Engenharia Mecânica ［in Portuguese］. São Paulo: Escola Politécnica da USP,1998：15.

文献目录

[1]Aoki H, Fujita T, Nishina T. CAD system and NC construction for the automation of dental laboratory. J Dent Technol 1986；14：1495-1526.

[2]Caparroso C, Duque JA. CAD-CAM restorations system and ceramics: A review. Rev Fac Odontol Univ Antioq 2010；22（1）：88-108.

[3]Duret F. Occlusal adaptation by CAD-CAM. In: Tsuru H, Preiskel HW, Matsuo E, Moriya Y（eds）. Advanced Prosthodontics Worldwide. Hiroshima: WCP Hiroshima, 1991；30-31.

[4]Duret F, Blouin JL, Duret B. CAD-CAM in dentistry. J Am Dent Assoc 1998；117：715-720.

[5]Duret F, Preston JD. CAD/CAM imaging in dentistry. Curr Opin Dent 1991；1：150-154.

[6]Effosyni A, Tsitrou E, Northeast S, van Noort R. Evaluation of the marginal fit of three margin designs of resin composite crowns using CAD/CAM. J Dent 2007；35：68-73.

[7]Ellingsen LA, Fasbinder DJ. In vitro evaluation of CAD/CAM ceramic crowns［abstract 2640］. J Dent Res 2002；81：331.

[8]Fasbinder DJ. Clinical performance of chairside CAD/CAM restorations. J Am Dent Assoc 2006；137（9, suppl）：22S-31S.

[9]Hikita K, Uchiyama Y. Studies on three dimensional measurement and restoration of tooth crown form by CAD/CAM. J Jpn Prosthodont Soc 1989；33（S82）：142.

[10]Hotta Y, Ozawa A, Kobayashi Y, Miyazaki T. Development of a dental CAD/CAM system fabricating dental prostheses. J Showa Univ Dent Soc 2001；21：86-91.

[11]Liu PR. A panorama of dental CAD/CAM restorative systems. Compend Contin Educ Dent 2005；26：507-512.

[12]Miyazaka T, Hotta Y, Kunii J, Kuriyama S, Tamaki Y. A review of dental CAD/CAM: Current status and future perspectives from 20 years of experience. Dent Materials J 2009；28（1）：44-56.

[13]Mörmann WH. The evolution of the CEREC system. J Am Dent Assoc 2006；137（suppl）：7S-13S.

[14]Mörmann WH. The origin of the CEREC method: A personal review of the fist 5 years. Int J Comput Dent 2004；7：11-24.

[15]Nakamura T, Dei N, Kojima T, Wakabayashi K. Marginal and internal fi of Cerec 3 CAD/CAM allceramic crowns. Inter J Prosthodontics 2003；16：244-248.

[16]Persson M, Andersson M, Bergman B. The accuracy of a high-precision digitizer for CAD/CAM crowns. J Prosthet Dent 1995；74：223-229.

[17]Reiss B, Walther W. Clinical long-term results and 10-year Kaplan-Meier analysis of Cerec restorations. Int J Comput Dent 2000；3：9-23.

[18]Rekow D. Computer-aided design and manufacturing in dentistry: A review of the state of the art. J Prosthet Dent 1987；58：512-516.

[19]Rekow ED. Dental CAD/CAM systems: What is the state of the art? J Am Dent Assoc 1991；122：43-48.

[20]Rudolph H, Luthardt RG, Walter MH. Computer-aided analysis of the inflence of digitizing and surfacing on the accuracy in dental CAD/CAM technology. Comput Biol Med 2007；37：579-587.

[21]Schimitter M, Seydler B. Minimally invasive lithium disilicate ceramic veneers fabricated using chairside CAD/CAM: A clinical report. J Prosthet Dent 2012；107：71-74.

[22]Strub JR, Rekow ED, Witkowski S. Digital design and fabrication of dental restorations: current systems and future possibilities. J Am Dent Assoc 2006；137：1289-1296.

[23]Tinschert J, Natt G, Mautsch W, Spiekermann H, Anusavice KJ. Marginal fit of alumina- and zirconia-based fied partial dentures produced by a CAD/CAM system. Oper Dent 2001；26：367-374.

[24]Trost L, Stines S, Burt L. Informed decisions about incorporating CEREC into a practice. J Am Dent Assoc 2006；137（9, suppl）：32S-36S.

[25]Tsitrou EA, Northeast SE, van Noort R. Evaluation of the marginal fi of three margin designs of resin composite crowns using CAD/CAM. J Dent 2007；35：68-73.

[26]Tsutsumi S, Fukuda S, Tani Y. 3-D image measurements of teeth and alveolar ridge. J Dent Res 1989；68（2, suppl）：924.

[27]Williams RJ, Bibb R, Eggber D, Collis J. Use of CAD/CAM technology to fabricate a removable partial denture framework. J Prosthet Dent 2006；96：96-99.

＊论文刊载于［QDT2015］。

展望数字化艺术：CAD/CAM的发展已超越局限

辛 晙赫
Moonjoong Dental Office
87-29, Guseo 1-dong, Geumjeong-gu, Busan, South Korea
molarext@naver.com

Junhyouk Shin, DDS
Moonjoong Dental Office

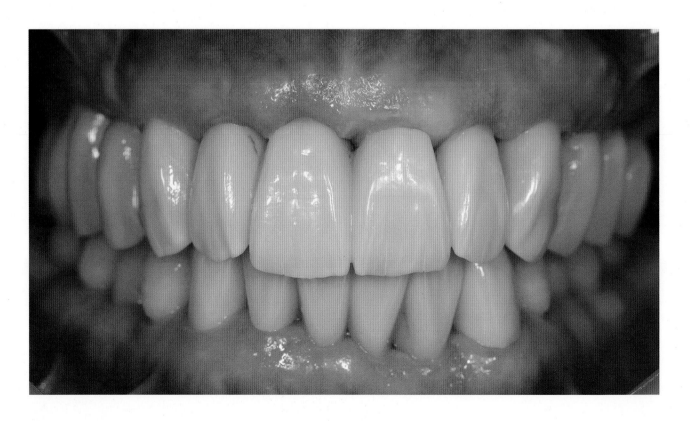

引言

　　所谓的"美学"，受时代的环境、时尚的定义所影响。不同时代的设备和材料制约了治疗的结果，因此医者们不断挑战时代的局限性。最新的技术不仅仅要沿袭传统的模拟技术，随着CAD/CAM的日新月异，从前各种局限也将不断被突破。

　　数字化技术在很多方面都有绝对的优势，笔者对"数字化通信系统"最为感兴趣[1-5]。"数字化通信系统"将口腔内扫描的数据通过软件传递的方式，将远在两地的口腔医生与技师之间的沟通变成现实，方便医技及时、准确地确认虚拟的CAD/CAM修复体[6]。在种植治疗中也可以通过外科导板术前模拟操作，选择理想的植入位点，以获得更好的上部修复治疗[7-9]。数字化通信系统直接影响了修复治疗的品质，随着这一技术的不断成熟，笔者相信修复、美学的新时代即将到来。

　　本篇将介绍在满足患者要求的基础上，又考虑患者口腔内环境的病例。

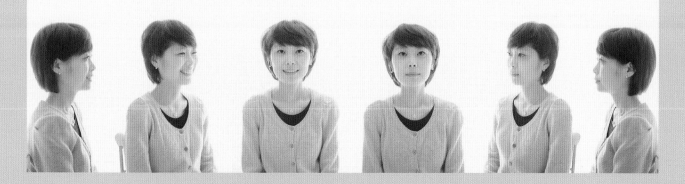

数字化通信系统

口内扫描数据
数字化CAD/CAM修复体（PMMA暂时性修复体，全氧化锆冠）
数字化外科导板

病例介绍

　　这个病例主要通过上颌9颗种植体的桥架，与下颌以天然牙为基牙的6单位冠桥修复，完成全口咬合重建。治疗时间为2013年到2014年，现在仍然对该病例定期复查。就在笔者治疗和写本文的同时，数字化技术依然急速发展。因此，该病例的一些过程或者方法已经属于过去式。笔者这里还会介绍最近应用最新的技术与材料进行治疗的病例，用这些案例作为补充，并以此介绍数字化技术的进展。

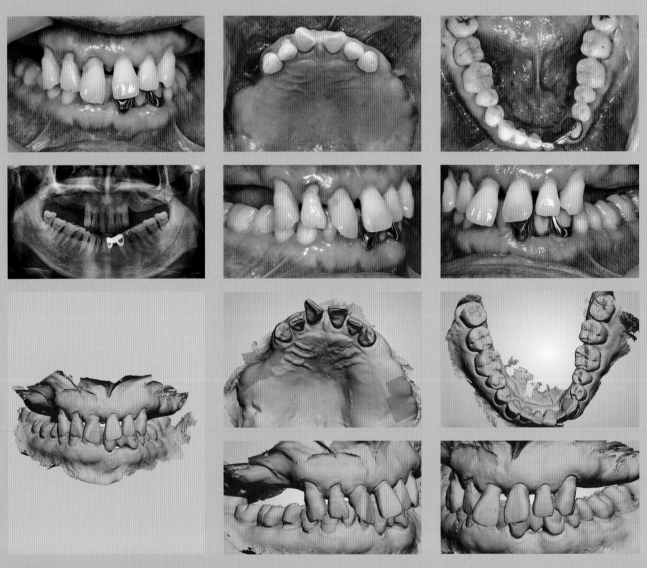

　　以上的照片是患者初诊时的状况，男性，60岁。初诊时扫描患者的口腔内状态，并将扫描的数据保存在电脑中作为检查、诊断的资料，无论何时何地都可以确认，就这点来讲数字化就非常方便。但是，最初扫描本病例还是在2013年，那时的口内扫描仪还是单色扫描，市场上还没有彩色扫描仪。

　　通过综合的检查、诊断制订治疗计划，设计以上颌9颗种植体的桥架，与下颌以天然牙为基牙的6单位冠桥修复，完成全口咬合重建。

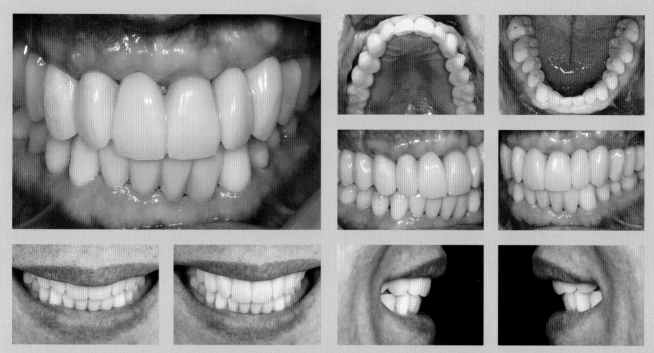

使用CAD/CAM系统切割PMMA材料制作上颌种植桥以及下颌前牙6单位冠桥的暂时性修复体（以下称PMMA暂时性修复体）。将上颌种植上部修复分割为三部分，设计成前牙区和左右后牙区。然后利用口内扫描的数据制作个性化基台以及全氧化锆冠的最终修复体。

当时利用CAD/CAM切割石膏模型，然后使用传统的方法制作硅橡胶导板，最终翻制PMMA暂时性修复体。暂时性修复体选择钛基台，螺丝固位。

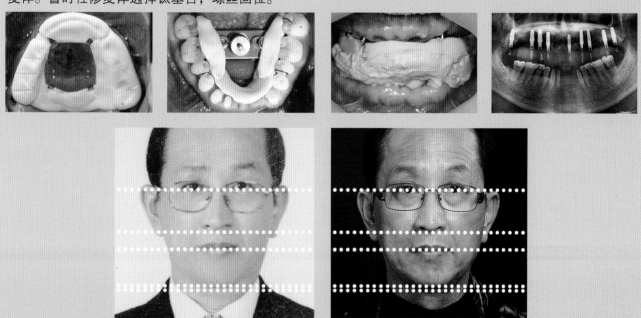

垂直高度定位选择传统的方法，参照患者20年前的照片，使用哥特式弓寻找合适的高度。此病例在植入种植体时没有使用外科导板。

如今，临床上随着数字化的应用，在制作暂时性修复体、确定咬合高度以及应用外科导板种植等方面的流程都发生了改变。接下来笔者将使用最新的数字化技术，介绍几个案例。

案例1：最新的数字化暂时性修复体

　　众所周知，在美学修复中使用暂时性修复体观察治疗的变化极为重要。笔者将通过案例1简单介绍一下如何使用数字化技术制作暂时性修复体。

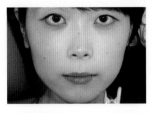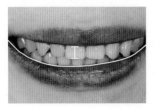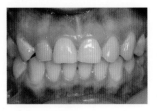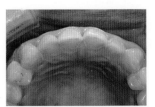

　　患者为30岁女性，对于使用数字化技术治疗表现得有点紧张。

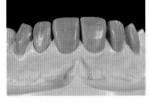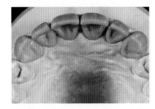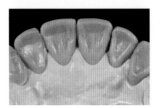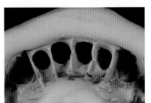

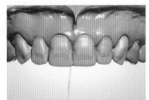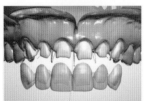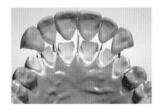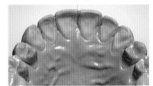

　　在最新的数字化技术引导下的修复治疗，只需要扫描诊断用蜡型与基牙就可以制作暂时性修复体。制作过程不需要损伤模型，只需要在电脑上对基牙进行虚拟预备。如今，笔者也会使用口内扫描数据，结合CAD技术直接切割诊断用蜡型。

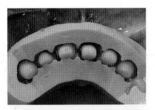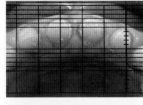

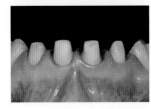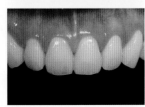

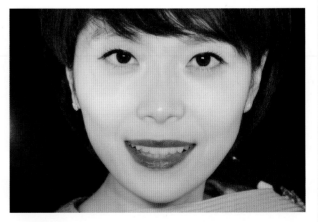

　　牙齿预备之前，使用CAD/CAM制作PMMA暂时性修复体，这种事先制作的暂时性修复体在牙体预备时还可以作为预备导板，确认基牙的预备量。但在实际临床操作时，事先制作的暂时性修复体可能与面貌、口唇不协调，此时则需要椅旁调整。

口腔美学修复精粹　第二卷

案例1

　　扫描基牙后，戴入调整后的暂时性修复体并再次扫描。在扫描基牙时，直接在基牙上标记出基准线，然后使用口内扫描仪获得带有基准线的彩色扫描图像。

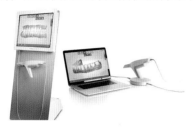
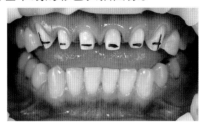
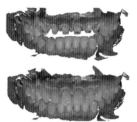

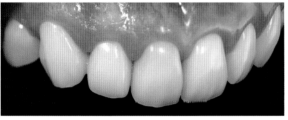
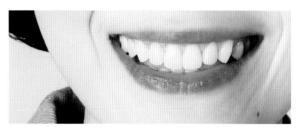

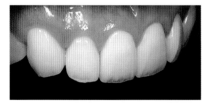
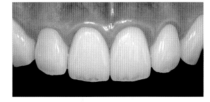
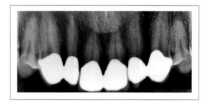

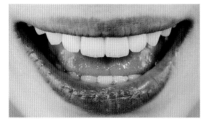
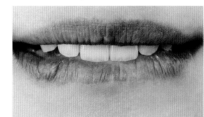
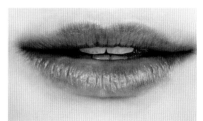

　　如上所述，这个病例使用彩色口内扫描，直接应用CAD数据，在没有模型的状态下切割PMMA暂时性修复体。之后，同样使用这个数据制作氧化锆内冠，之后稍做内染色，上瓷完成最终修复体。

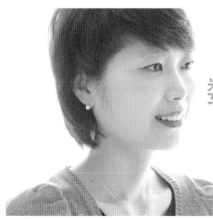

数字化美学
设计

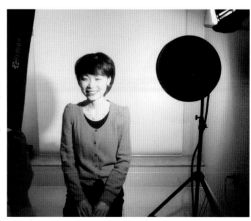

案例1介绍的是天然牙的暂时性修复体，在种植治疗时暂时性修复体也相当重要，可以即刻恢复美学与功能。因此，数字化技术在种植治疗领域也有出色的表现。

以下两个病例都是关于种植治疗过程中的暂时性修复体，但流程不同。在此我们介绍一下案例2和案例3，这两个病例都是笔者最初尝试的病例，对笔者有重要的意义。

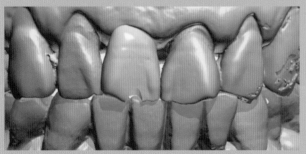

案例2：术后制作暂时性修复体（一次来院）

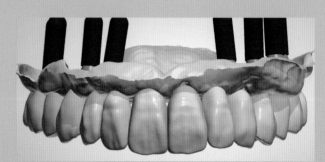

案例3：术前制作暂时性修复体（两次来院）

案例2：使用最新的数字化技术制作种植单冠的病例

本病例是2012年9月笔者最初使用TRIOS（3 Shape）时的病例，当时的TRIOS还是黑白的。初诊时，患者缺失1颗上颌右侧前牙。种植术后戴入扫描用印模转移杆，使用口内扫描仪扫描。

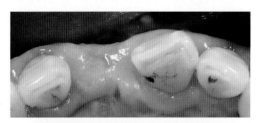

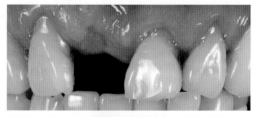

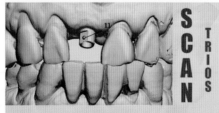

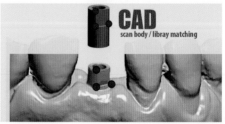

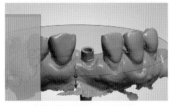

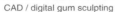

CAD / digital gum sculpting

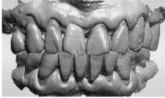

CAD / mirroring

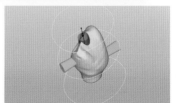

CAM & milling

以上照片介绍了初诊的状态、种植手术后、即刻扫描、使用CAD/CAM切割暂时性修复体等过程。这个病例，只来院一次就完成了从种植手术、制作暂时性修复体到戴入口内的治疗，而且整个过程也只有1个小时。

案例2

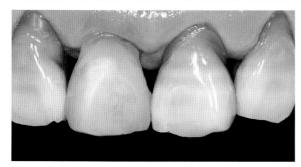
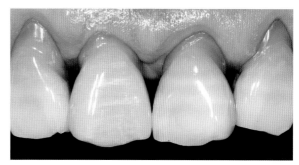

在椅旁调整几次暂时性修复体后的口内照片。此时有意地将暂时性修复体制做的比最终修复体稍小一些，这是因为笔者不希望牙龈负担过大的张力，希望最终获得紧密的边缘封闭。使用暂时性修复体观察一段时间后，制作最终修复体（氧化锆烤瓷冠）。

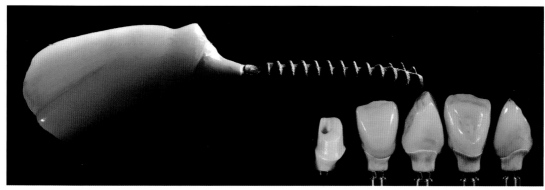

制作最终修复体过程中使用的石膏模型。

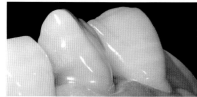
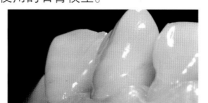
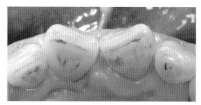
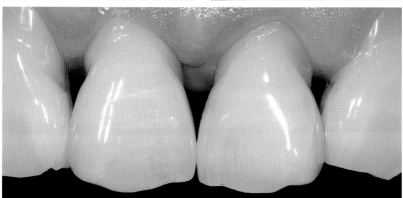
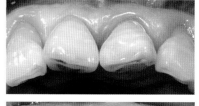
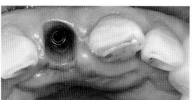

最终修复体戴入后，定期观察第二年的状态。使用CAD/CAM系统时，需要从各个角度来观察牙齿的形态，特别要注意检查牙齿长轴的3D形态，在CAD操作时也要注意从各个角度观察。

案例3：使用最新数字化技术完成半口种植修复的病例

案例2介绍了单冠的种植修复，在案例3里将介绍一下使用数字化技术制作多颗种植上部暂时性修复体的流程。这个病例于2014年12月完成，术中使用数字化技术决定垂直高度，也是术者第一次使用外科导板完成的病例。

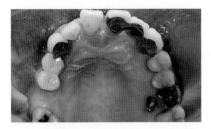
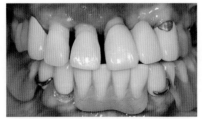
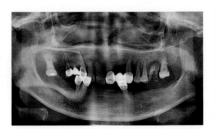

患者为58岁女性，图片是初诊时的状态。

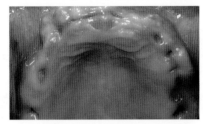
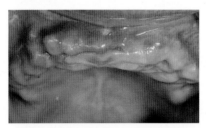
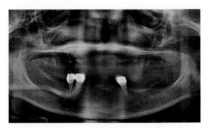

拔除无法保留的余留牙后，上颌植入多颗种植体。使用种植导板完成种植手术，治疗计划以修复为导向设计种植位点，如此才能获得理想的最终修复体。

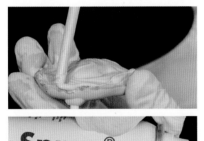
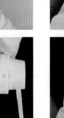
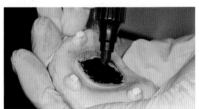
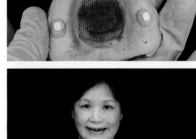
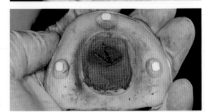
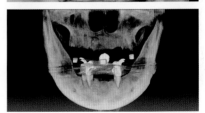

治疗过程中确定垂直高度尤为重要，会影响种植体植入、修复等阶段的计划。笔者目前在临床中使用数字化哥特式弓与CBCT数据相结合的方法，以下将介绍如何用数字化技术确定水平颌位关系与垂直高度。

案例3

　　先介绍一下如何使用数字化哥特式弓确定正确的垂直高度。在树脂基托的内侧涂抹一层硅橡胶轻体，这样可以增加与上颌之间的固位力、提高准确性，在拍摄CBCT时也可以提高CT的视觉认知性（在下一页介绍）。戴入树脂基托后拍摄CBCT，在树脂基托的咬合面贴上铝制的放射点，提高CBCT的视觉认知性，同时不在放射点以外的区域使用金属，尽量减少伪影。

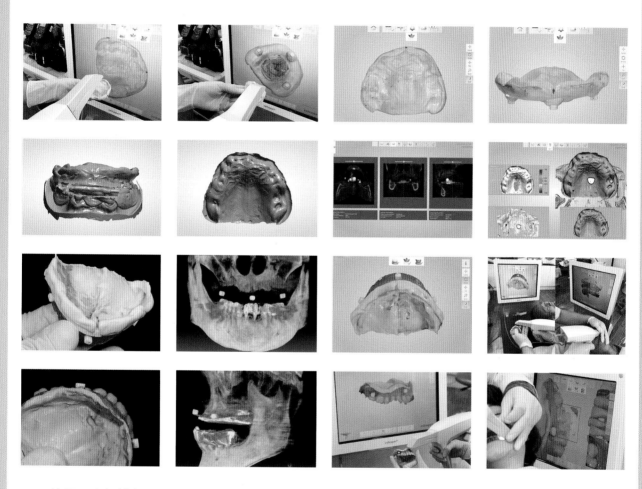

　　使用口内扫描仪扫描带有反射点的树脂基托与印模部分，利用基托周围的放射点，使口腔内的3D图像与CBCT图像相重合，再使用电脑将这些扫描图像转换为口腔内的三维重建。

　　也可以使用同样的方法3D打印树脂蜡堤。另外，也可以使用患者的旧义齿或者临时义齿完成这一步骤。

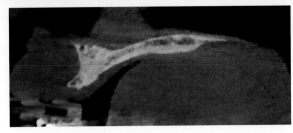
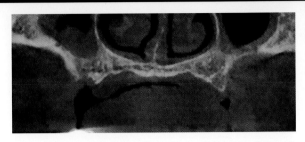

本页将解释上页所说的关于CBCT的视觉认知性。上图是未戴入树脂基托时矢状面和冠状面的CBCT图像。

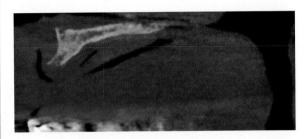
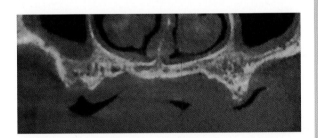

戴入树脂基托后的矢状面和冠状面。树脂基托与软组织之间存在边界不清、透射性较高的区域，很难区别软组织与树脂基托的关系，因此也就很难判断义齿是否已经戴入正确的位置。

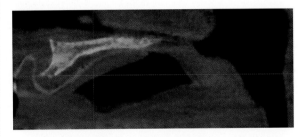
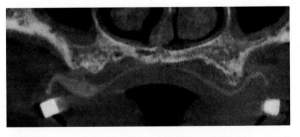

因为与树脂基托、软组织相比，硅橡胶轻体有更低的投射性。因此，在义齿基托内侧涂抹一层硅橡胶轻体后就很容易辨别软组织与树脂基托，可以清晰地从CBCT图像判断树脂基托的戴入状况。

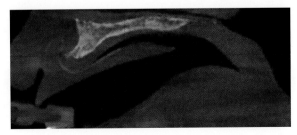
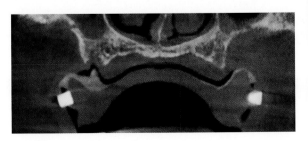

如果出现与上图类似的具有投射性的空间，就可以推断义齿就位不够理想。综上所述，在拍摄CBCT时，使用内衬印模材的方法可以确保树脂基托正确就位。

案例3

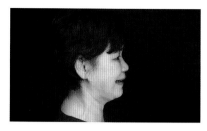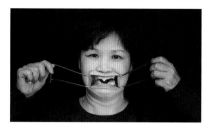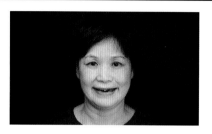

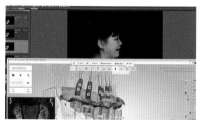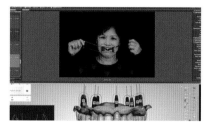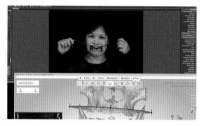

通过颌间关系、口腔内软组织的表面状态以及拍摄CBCT所获得的3D图像，设计种植体植入位点。设计理想的种植体植入位点需要正确的咬合关系，并且要考虑与面容的协调性以及最终修复体的形态，数字化技术在这些方面有绝对的优势。

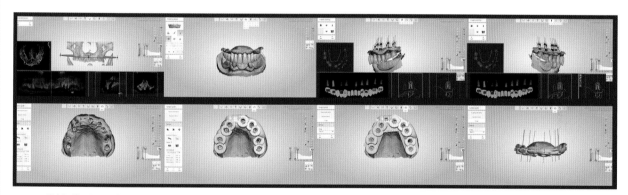

种植体植入计划设计完成后，使用软件Implant Studio CAD（口腔技师所用）设计外科导板。

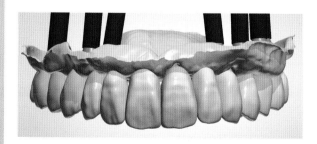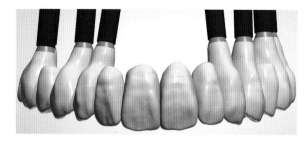

与此同时，使用软件Dental CAD（口腔诊所用）设计暂时性修复体。笔者认为，术后即刻戴入的暂时性修复体与最终修复体的形态应该不完全相同，术后即刻的暂时性修复体的穿龈形态对周围组织不产生压力，只需要获得一个初期封闭的作用，形态要足够小，保全其周围的软组织。

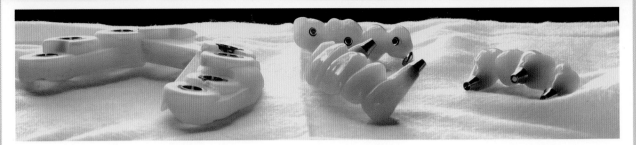

种植手术准备部分完成时的状态。使用3D打印机制作的数字化导板，以及切割的PMMA暂时性修复体。

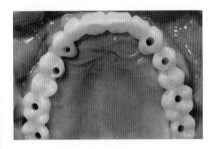
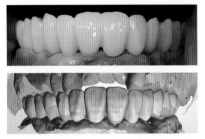
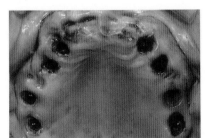

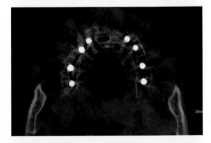

本病例的上颌中切牙区有一个良性囊肿，需要做骨整形和骨移植手术，这些在初诊治疗商谈的时候已经和患者交代清楚。患者首先考虑恢复美学和功能，对外科比较恐惧，所以笔者使用外科导板，利用不翻瓣种植技术并即刻修复。对于摘除囊肿、骨外科以及剩下的1颗种植体，我们考虑择日再追加手术。

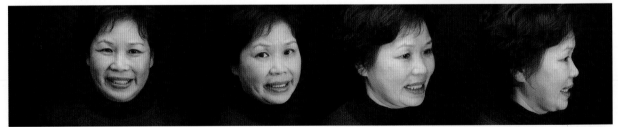

不翻瓣手术当日的面部照片。从无牙颌到植入8颗种植体、戴入暂时性修复体只用了1个小时。

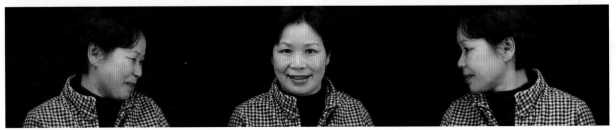

术后第1天的面部照片。患者完全没有肿胀，术前的紧张感也有所缓解，表现出很高兴的样子。

案例3

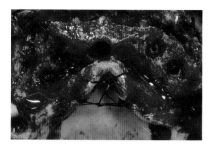
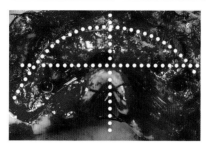
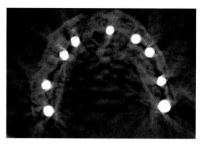

术后1个月行追加手术，摘除囊肿、骨整形以及骨移植，同期在中切牙的部位植入1颗种植体。为了确保植入设定的位置，选择翻瓣，直视下手术。

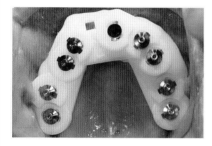
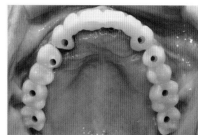
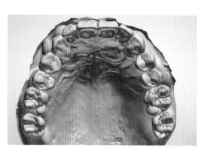

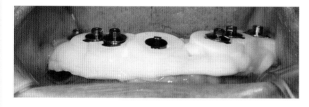
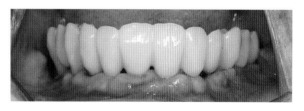

调整初次手术时制作的PMMA暂时性修复体，继续使用。戴入后的正面照片是第二次手术后10天拍摄的，状态十分稳定。

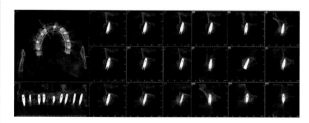
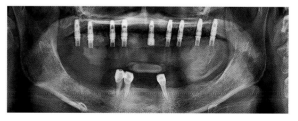

使用外科导板完成的不翻瓣种植手术术后3个月的CBCT以及全景片。初次使用数字化外科导板，对于笔者来说获得了预期的结果。

辛　晙赫

案例3

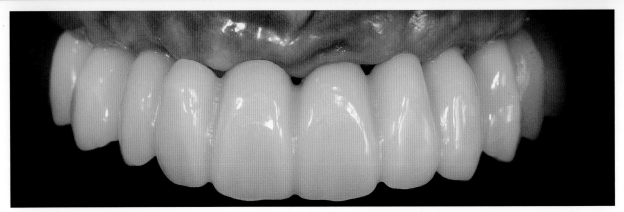

　　像案例3这种将口内扫描仪与CBCT相融合，利用3D打印机制作数字化外科导板、不翻瓣种植以及利用CAD/CAM切割PMMA暂时性修复体的方法，这一系列操作可以说是数字化技术的集大成。随着数字化数据的精度不断进步，利用术前的数据预先制作暂时性修复体，可以几乎没有误差地即刻戴入口内。如果熟练掌握这个方法应该可以得到更好的结果，这是笔者使用数字化手术外科导板的第一例病例，达到这个程度应该算是成功。特别在检查、诊断以及设计治疗计划的阶段，利用数字化技术确定垂直高度是获得理想修复治疗的根本。

　　最近，笔者面对全口种植治疗时，在检查、诊断以及设计治疗的阶段，将数字化哥特式弓印模法与CBCT数据相融合，模拟最终修复体形态，并以此与患者进行治疗商谈。利用此时获得的垂直高度设计暂时性修复体形态、确定种植体植入位点以及治疗计划。当然还要确保与面部的协调性，每次复诊时都要确认，如果不理想就及时修正，这就是笔者的治疗流程。

　　从检查、诊断阶段开始就利用数字化技术确定垂直高度，预见最终修复体的形态，设定最适合修复体的植入位点。笔者认为这些是数字化口腔治疗的最大优势。

对比过去的照片进行面部分析

面部分析

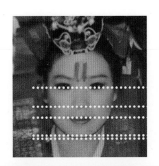
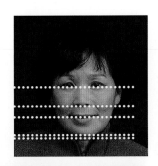

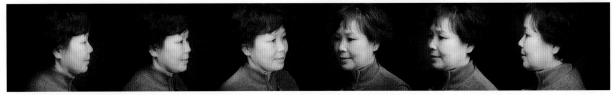

　　为了确认垂直高度与面部的协调性，笔者对比了患者30年前牙齿还健全时的照片与现在的照片。重要的是要从各个角度观察患者表情与暂时性修复体之间的协调性。

案例4：期望获得与面部更好的协调性

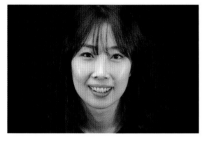
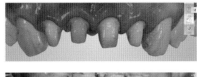
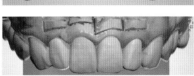
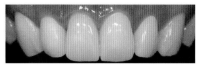
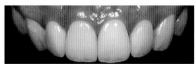

　　治疗时，我们需要考虑患者多样性的表情变化。如今，我们可以在CAD上将口内扫描数据与暂时性修复体的数据相融合，制作出协调的修复体。

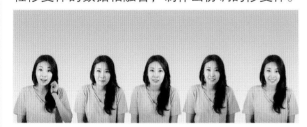

　　但在今后，如果想制作出更协调的修复体，就需要将面部扫描与CBCT数据相融合，期待这项技术一定会在不远的将来应用于临床。

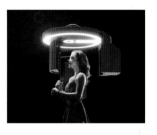

　　到这里我们通过4个案例介绍了如何应用最新的数字化技术制作暂时性修复体以及种植手术的发展进步。现在，我们重新回到最初的病例，介绍如何制作最终修复体。

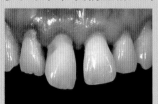
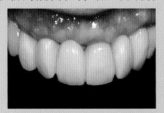
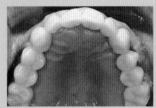
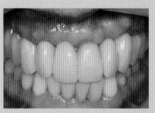

　　图片为初诊时的上颌照片（左图）与戴入暂时性修复体后的上颌正面观、咬合面观。

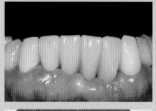
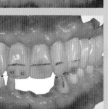
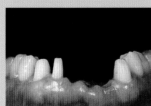
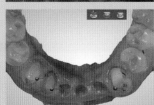
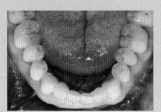
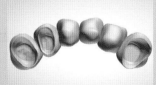
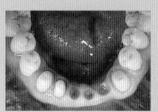
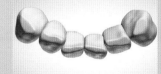

　　下颌6单位的冠桥按照PMMA暂时性修复体的形态，制作最终修复体，基牙均为活髓牙。使用口内扫描仪扫描基牙以及牙龈部分获得数据，并不需要制作模型。使用彩色口内扫描仪制取印模，可以区分出粉色和红色的部分，也就是可以简单地判断哪里是附着龈。这给设计桥体形态以及决定牙冠外形丰满度带来方便。

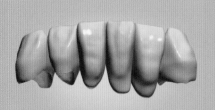
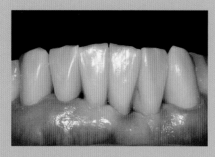
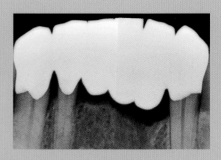

　　利用口内扫描数据制作下颌6单位的全氧化锆修复体，从X线牙片也可以看出并没有使用饰瓷。CAD/CAM领域的设备发展很快，材料也随之飞速发展，全氧化锆技术在这一两年也取得了飞速发展。

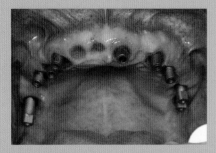
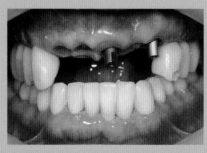
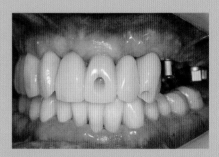

　　制作上颌个性化基台时，使用扫描用印模转移杆，先整体扫描上颌印模，再分段扫描咬合。使用成型树脂固定后牙区游离端的印模转移杆，使咬合稳定后再制取其他印模转移杆与下颌之间的咬合关系。

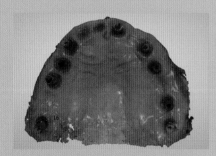
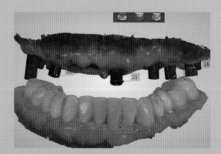
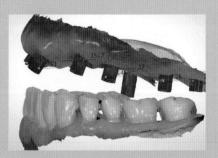

　　即便其他部位戴着修复体，只要不属于扫描范围就不会出现在扫描画面上，我们只扫描转移杆和对颌牙。

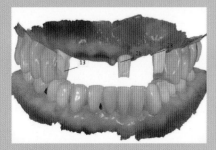
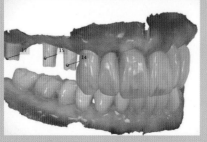
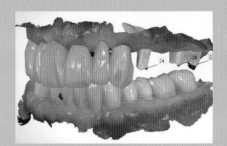

　　戴入个性化基台（钛基底-氧化锆个性化基台），分三部分扫描，制作最终修复体。

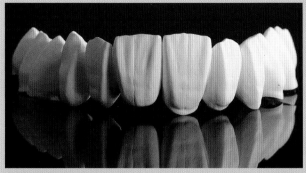

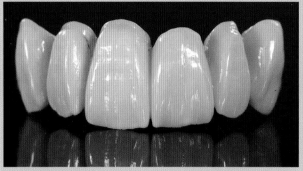

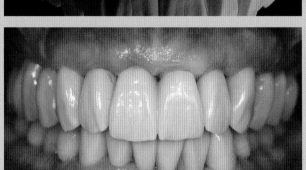

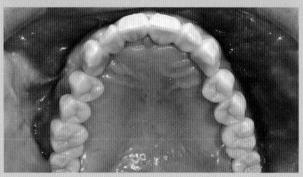

口内扫描之后制作上颌种植修复体。没有做蜡型，也没有使用饰瓷内染色，在2014年完成氧化锆冠桥修复，距离撰写本文刚好1年时间，而如今的氧化锆瓷块已经有了更新的发展。这一年无论是全口整体氧化锆桥，还是口内扫描领域都有了更大的进展。

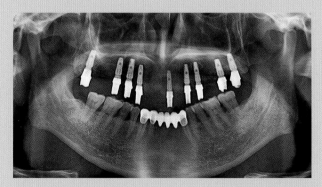

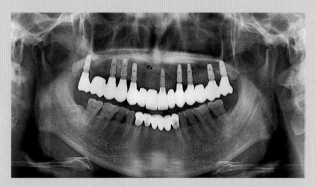

这个患者没有使用数字化外科导板，按照传统方法完成了手术。在这个病例之后，笔者开始尝试使用案例3中的方法，利用数字化外科导板进行手术。这一年来，数字化技术对种植手术领域的影响也在不断扩大。

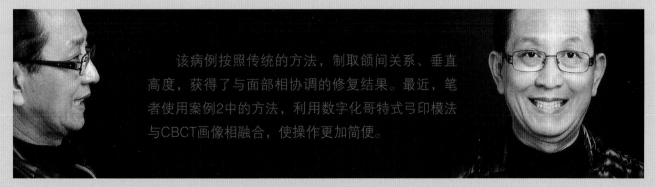

该病例按照传统的方法，制取颌间关系、垂直高度，获得了与面部相协调的修复结果。最近，笔者使用案例2中的方法，利用数字化哥特式弓印模法与CBCT画像相融合，使操作更加简便。

各种数字化技术的发展

　　术后定期回访时，笔者使用口内扫描仪制取了修复体穿龈轮廓的无压力印模。这样可以从各个方向三维地观察其形态，进一步了解修复体与牙龈密合的关系。扫描数据保存非常简单，适合长期研究，这也是口内扫描的一大优势。

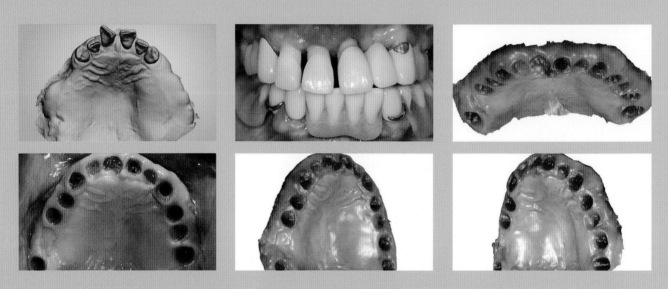

　　拆除种植体的基台后，立刻使用口内扫描仪制取数字化无压力印模。这些结果对日后临床决定修复体的穿龈形态有实际帮助。

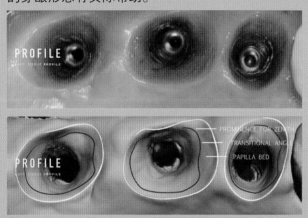

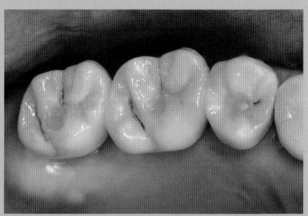

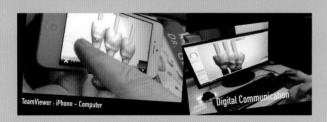

　　口腔医生与技师的密切沟通是制作理想修复体的必要条件。医技双方使用类似TeamViewer的远程操作软件，即使相隔很远，无论何时何地都可以通过手机不受限制地实时交流，使双方以及制作（切割机）中心之间的距离更近，沟通更简便。 如果之前就有这样的交流措施，最初的病例也许会制作出更好的最终修复体。

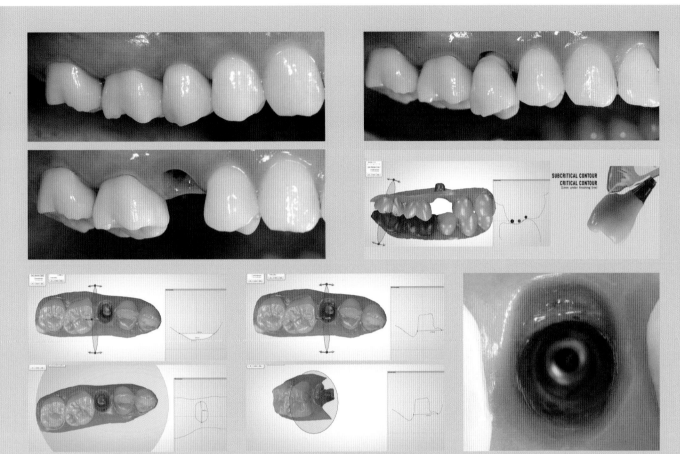

　　图中5|为全氧化锆冠–螺丝固位，76|为全氧化锆冠–粘接固位的种植病例。整个过程通过医生与技师之间的充分沟通，没有使用石膏模型，而是利用口内扫描数据确定了理想的种植位点，制作了自然逼真的修复体。修复治疗8个月后拆除种植上部修复部分，扫描穿龈轮廓的软组织及全氧化锆冠。观察横断面可以得知合适的穿龈形态与牙龈间形成了稳固的边缘封闭，确保种植上部修复体能够稳定地行使功能。口腔CAD软件可以让医生从不同角度的横断面确认各种信息，牙龈乳头的高度、穿龈轮廓、软组织轮廓等，对我们临床医生来讲十分有用。

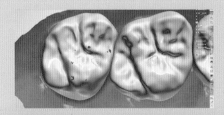
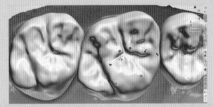
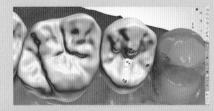

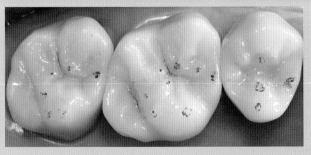

咬合面观。技师在制作过程中通过CAD直接与口腔医生沟通，确认修复体与对颌牙的接触关系，之后将最终修复体戴入口内与制作时的模拟相对比。

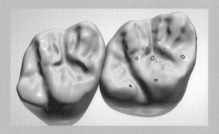
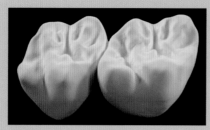
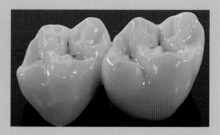

使用口内扫描仪获得扫描数据制作修复体时，电脑会自动生成虚拟的蜡型形态，但与我们需要的形态相比还有差距，因此需要进一步设计和调整。特别是在设计全氧化锆冠时，使用CAD自动生成虚拟蜡型制作出来的修复体精度还是相当高的。

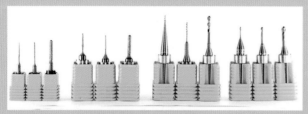

与切割玻璃陶瓷用的金刚砂车针不同，全氧化锆冠用的CAM车针为钨钢车针，钨钢车针的直径更标准，更容易切割出精确的全氧化锆冠形态。

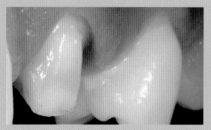
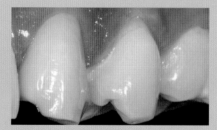
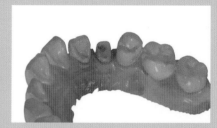

随着全氧化锆冠的发展，如今不使用模型，只使用口内扫描仪获得的数据就可以制作修复体，而且还可以表现出修复体表面的质感。

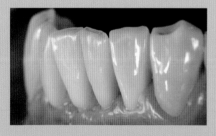
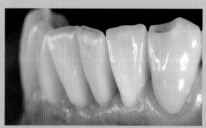
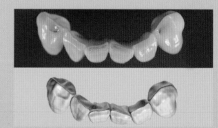

只通过数据上的操作，就可以将桥体以及连接体自然地表现出来（图中为以两侧尖牙为基牙的6单位桥）。

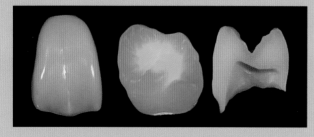
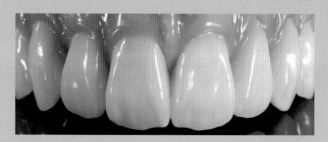

全氧化锆冠一般使用高透光性或者透光性渐变的氧化锆瓷块，并使用浸润型液体染色技术对牙龈染色（图中的病例只在牙龈处使用少量的红色饰瓷）。本病例是与口腔技师Kim chang hwan先生合作的。

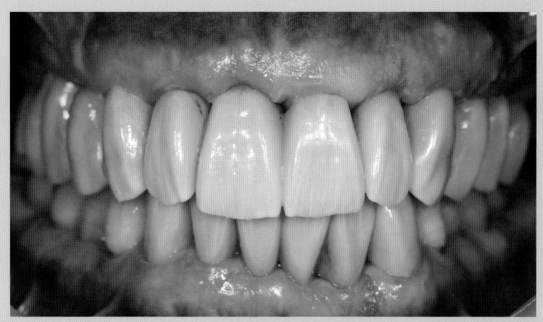

　　这次介绍的全氧化锆病例在1年前已经完成修复治疗。随着数字化技术的迅速发展，完成本稿已是2015年6月，如今已经可以通过数字化技术完成更多的操作，因此笔者以案例的方式追加介绍了一些新的数字化技术。但是，本书出版后又经过了数月的时间，这段时间依然会有新的数字化技术出现。数字化技术在今天不断发展，不断变化，而这些发展正不断给临床医生和患者双方都带来更多的益处。

总结

　　无论数字化技术怎样发展，都需要掌握基本的临床技能。事实上，笔者自身对数字化的研究还远远不够，同时也一直没有间断对传统方法的研究。但是，随着最近的技术革新，各个领域都已经在积极地导入数字化技术，并利用其优越性获得更好的临床结果。数字化技术应用在新的领域时需要先驱者们的不断挑战。笔者认为这项挑战十分有意义，今后也将继续挑战数字化技术。同时，对于前辈们已经达成的研究成果、治疗指针，晚辈们也将继续传承下去。

　　即使临床医生所在的国家不同，我们也要尊敬其所在的临床环境，保持对患者以及口腔医疗的热情。希望在这样的热情之下，数字化的发展能成为临床的益友。即便有些时候数字化的发展不是我们所期待的方向，但长远来讲，它终究会通过世界众多临床医生的热情向更好的方向发展。

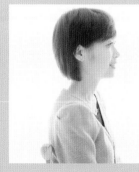
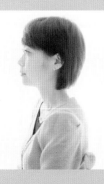

数字化通信系统

口内扫描数据
数字化CAD/CAM修复体
数字化外科导板

口腔美学修复精粹　第二卷

参考文献

[1] Mörmann WH, Brandestini M, Lutz F, Barbakow F. Chairside computer-aided direct ceramic inlays. Quintessence Int 1989；20（5）：329-339.

[2] Bindl A, Mörmann WH. Fit of all-ceramic posterior fixed partial denture frameworks in vitro. Int J Periodontics Restorative Dent 2007；27（6）：567-575.

[3] Williams RJ, Bibb R, Eggbeer D. CAD/CAM in the Fabrication of Removable Partial Denture Frameworks: A Virtual Method of Surveying 3D Scanned Dental Casts. Quint J Dent Technol 2004；2：268-276.

[4] Sun Y, Lü P, Wang Y. Study on CAD&RP for removable complete denture. Comput Methods Programs Biomed 2009；93（3）：266-272.

[5] Anh JW, Park JM, Chun YS, M.A. K, M.J. K. A comparison on the precision of three-dimensional images acquired by two different digital intraoral scanners：Effects of tooth irregularity and scanning direction. Korean J Orthod 2015；In Press.

[6] Fasbinder DJ. Computerized technology for restorative dentistry. Am J Dent. 2013 Jun；26（3）：115-20.

[7] Scherer U, Stoetzer M, Ruecker M, Gellrich NC, von See C. Template-guided vs. non-guided drilling in site preparation of dental implants. Clin Oral Investig 2015；19（6）：1339-1346. doi：10. 1007/s00784-014-1346-7. Epub 2014 Oct 30.

[8] Park JM, Yi TK, Jung JK, Kim Y, Park EJ, Han CH, Koak JY, Kim SK, Heo SJ. Accuracy of 5-axis precision milling for guided surgical template. J Korean Acad Prosthodont 2010；48：294-300.

[9] Park JM, Yi TK, Koak JY, Kim SK, Park EJ, Heo SJ. Comparison of five-axis milling and rapid prototyping for implant surgical templates. Int J Oral Maxillofac Implants 2014；29（2）：374-83. doi：10. 11607/jomi. 3265.

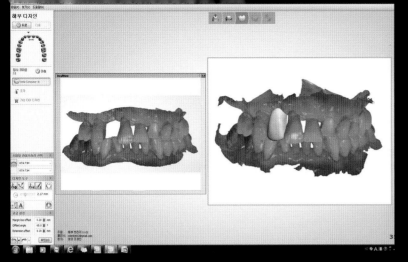
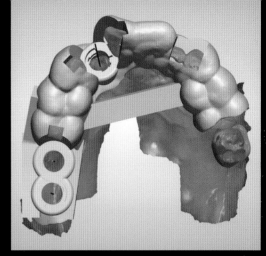

全程数字化导板下种植手术与修复治疗

郑 东根

Segyero Dental Hospital[1]

DIO Corporation[2]

[1]Room 213,1220 Jaesong-dong, Haeundae-gu, Busan, South Korea

[2]66 Centu mseo-ro, Haeundae-gu, Busan, South Korea dahee97@naver.com

Dongkeun Chung, DDS, Ph. D.

Segyero Dental Hospital

DIO Corporation R&D

引言

自从数字化技术导入至种植手术后,不仅仅提高了美学性,更提高了速度和修复治疗的精度。以往在种植手术中会有部分的数字化技术参与,最近,从检查、诊断一直到外科导板、暂时性修复体以及制作最终修复体,所有过程都由数字化完成。这一系统称为全程数字化导板下的种植手术与修复治疗。本章将详细介绍整个流程。

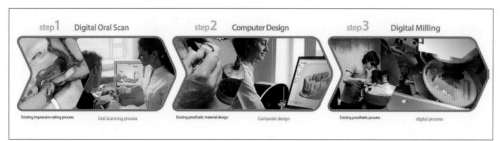

图1 全程数字化大致可分为3个阶段，数字化口内扫描（digital oral scan）、设计（computer design）、切割（digital milling）。

全程数字化

如**图1**所示，全程数字化大致可分为3个阶段，数字化口内扫描（digital oral scan）、设计（computer design）、切割（digital milling）。数字化口内扫描即传统制取印模的过程，设计制作蜡型的过程，切割为铸造的过程。以下通过这个病例将这一系列过程详细介绍给大家。

全程数字化下的种植流程

检查、诊断与治疗商谈

利用全景片、CT图像、口内扫描数据，模拟操作、设计治疗计划，与患者商谈今后的治疗方向（**图2和图3**）。

治疗计划

扫描患者口内的状况，拍摄颌骨的CBCT画像，使用电脑的诊断用软件将两者融合在一起。使用融合后的数据，决定种植体的植入位点（**图4**）。

制作数字化外科导板

决定种植体位点之后，设计数字化外科导板（**图5和图6**）。

应用数字化技术制作暂时性修复体

使用三维建模软件，在考虑种植体位点、周围牙龈形态、邻牙以及对颌牙的关系基础上，在种植手术前决定并制作个性化基台与暂时性修复体。

口内试戴外科导板

手术前，在口内试戴外科导板，确认其与邻牙的关系，拍摄CT确认植入方向、角度、深度等，确定外科导板的精度（**图8和图9**）。

使用外科导板植入种植体

使用外科导板控制备洞位置、方向、深度，植入种植体。利用术前制作的种植导板，可以使手术更迅速、简单（**图10和图11**）。

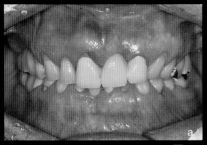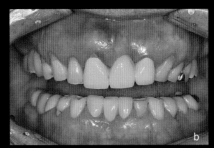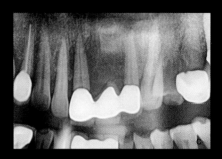

图2a～c 初诊时的正面照片以及全景片。

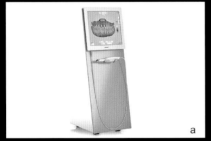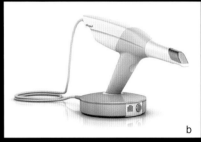

图3a和b 口内扫描仪"TRIOS 3"（3Shape）。

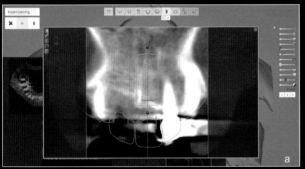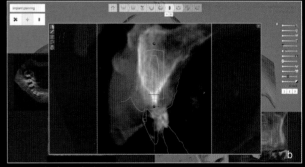

图4a和b 使用软件Implant studio，考虑牙齿本来的状态，在理想的位置设计种植体植入位点。

个性化基台与暂时性修复体

戴入个性化基台和暂时性修复体，恢复美学与功能（**图12和图13**）。

最终修复体

最终修复体戴入1年以后

对于前牙区的种植病例，要考虑保留天然牙与种植体之间，2颗种植体之间的软组织以及骨组织，这点非常重要。对比修复体即刻戴入与戴入1年后的牙片，可以得出种植体周围并没有骨吸收，维持在比较健康的状态（**图16～图18**）。

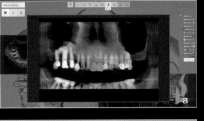
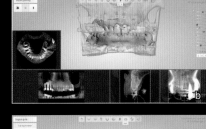
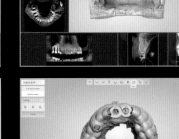

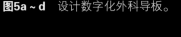
图5a ~ d 设计数字化外科导板。

图6 完成的数字化导板。

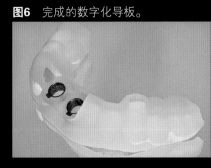

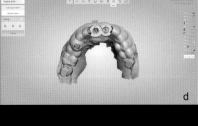

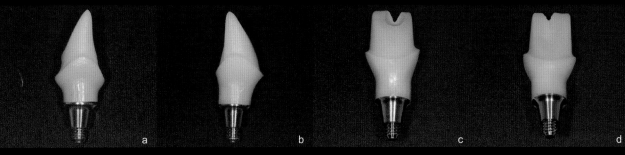

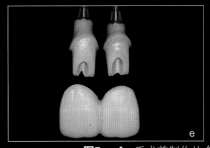
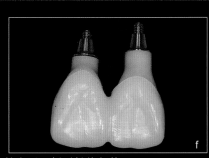

图7a ~ f 手术前制作的个性化基台以及暂时性修复体。

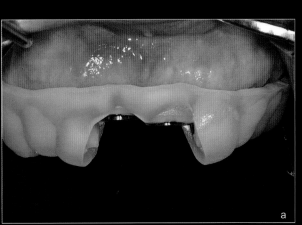
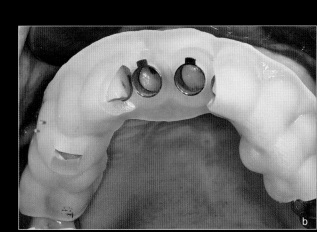

图8a和b 口内试戴外科导板。

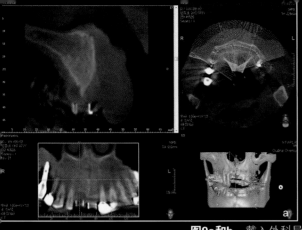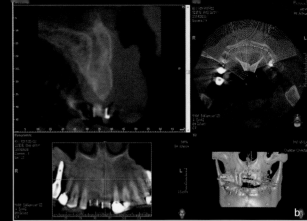

图9a和b 戴入外科导板，拍摄CT确认导板精度。

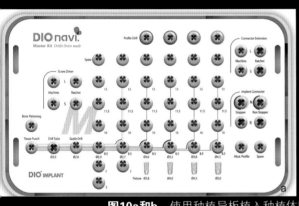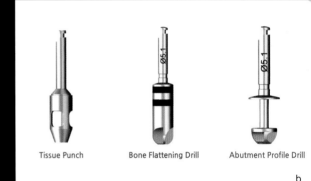

图10a和b 使用种植导板植入种植体时的配套外科套装。

tissue punch：插入外科导板的导向环内部，环切软组织。

bone flattening drill：按照外科导板指引的方向，将骨表面平整化，提高备洞时的
稳定性。

abutment profile drill: 植入的种植体周围有影响愈合基台或扫描用印模转移杆就
位的牙槽骨时，使用此钻去除干扰的牙槽骨。

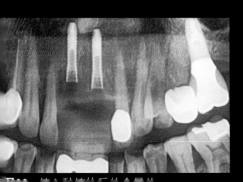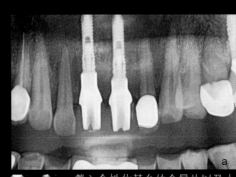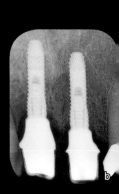

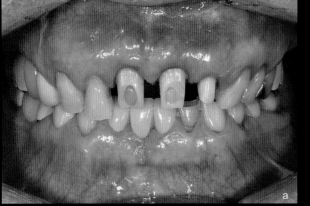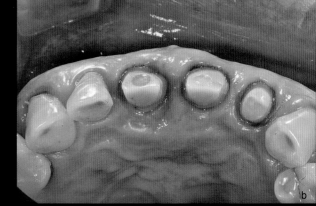

图13a和b 考虑恢复前牙区的美学，使用氧化锆基台。

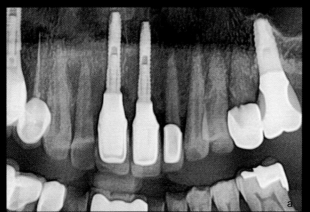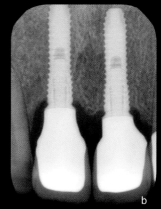

图14a和b 戴入最终修复体的全景片以及小牙片。

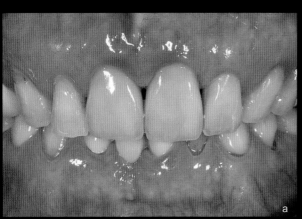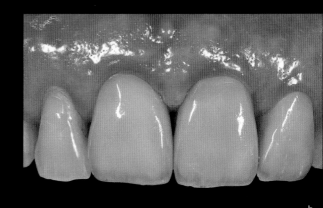

图15a和b 戴入最终修复体的正面照。

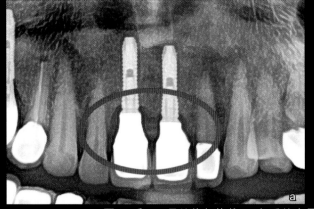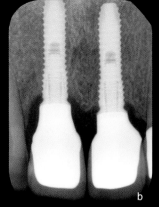

图16a和b 最终修复体戴入1年后的全景片以及小牙片。
与戴牙当时相比，种植体周围没有出现骨吸收。

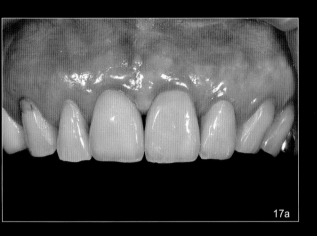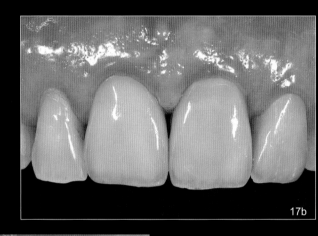

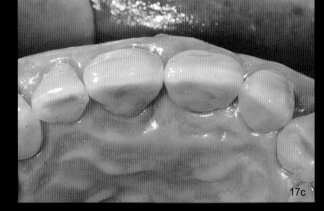

图17a～c 最终修复体
戴入1年后的正面照以及
咬合面照片。
图18 与口唇的关系。

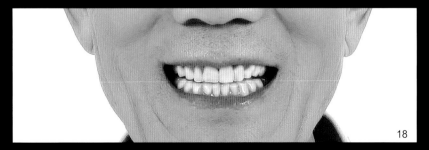

病例介绍：单颗

初诊——检查、诊断与治疗商谈

参考口内状态、全景片、CT图像、口内扫描数据设计治疗计划。预先通过模拟图像与患者商谈以后的治疗方向（**图19~图22**）。

制作数字化外科导板

使用电脑的诊断用软件，将患者口内扫描数据与颌骨的CBCT图像重合（**图23和图24**）。使用重合后的数据决定种植体植入位点，设计外科导板。

利用数字化的方法制作个性化基台与暂时性修复体

种植体的植入位点决定后，使用三维建模软件设计个性化基台与暂时性修复体。现在，只需要数据就可以设计并制作高精度的基台和修复体（**图25**）。

第二次就诊——种植手术与即刻修复

首先在口内试戴外科导板，确认稳定性，之后拍摄CT，确认种植体是否可以按照计划的位置和方向植入（**图26~图28**）。

确认外科导板没有问题后，植入种植体，本病例的种植手术总共用时6分钟。预先经过充分的准备，可以提高手术效率（**图29~图31**）。

植入种植体，确保获得理想的初期稳定性后，戴入预先制作的个性化基台与暂时性修复体（**图32和图33**）。

制作最终修复体

植入种植体后，扫描个性化基台，制作最终修复体的全氧化锆冠（**图34**）。

第三次就诊——戴入最终修复体

在患者第三次来院时戴入最终修复体（**图35~图38**）。

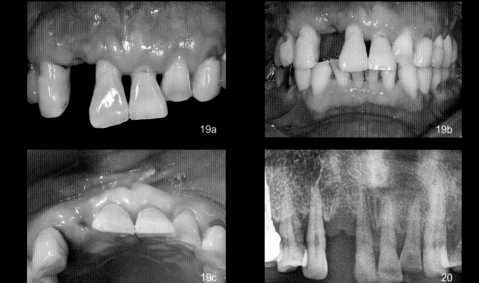

图19a ~ c 初诊时的口内照片。

图20 初诊时的全景片。

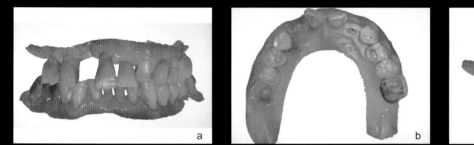

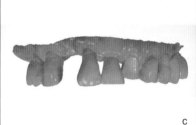

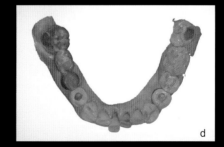

图21a ~ d 初诊时的口内扫描数据。
作为检查、诊断的资料使用。

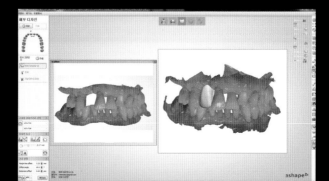

图22 制订治疗计划，使
用虚拟的设计软件与患者沟
通。

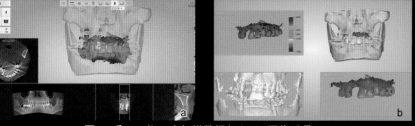
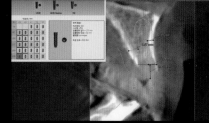

图23a和b 将口内扫描数据与CBCT图像重叠。

图24 从重合后的图像可以直观的确认牙弓、骨的厚度、高度等信息，在考虑最终修复体近远中径的基础上，决定种植位点及种植体的直径、长度。

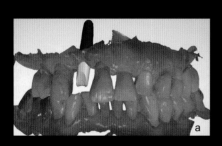
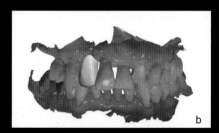
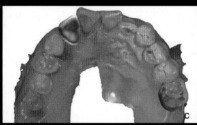
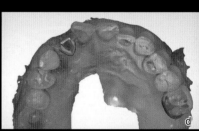

图25a～d 设计个性化基台和暂时性修复体。

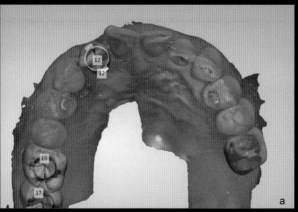
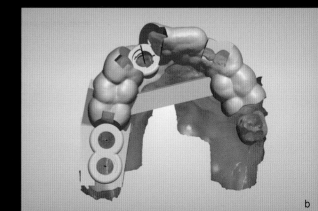

图26a和b 设计外科导板。

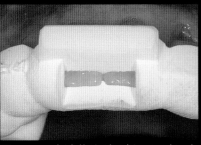

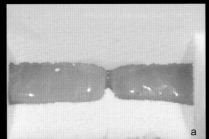

图27 口内试戴外科导板，通过开窗确认导板是否正确就位。

图28a和b 外科导板正确就位照片（a）与错误就位照片（b）。

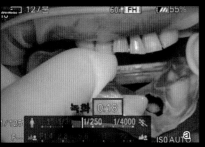

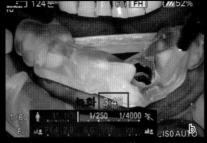

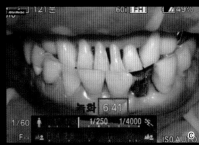

图29 a ~ c 使用外科导板植入种植体。手术总共用时6分钟。

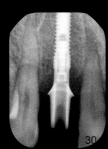

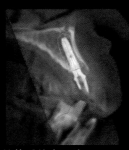

图30 植入种植体后的小牙片。

图31 植入种植体后的CT图像。

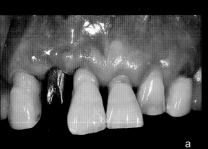

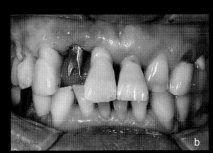

图32a ~ c 植入种植体后，戴入个性化基台时的口内照片。

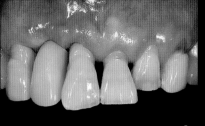
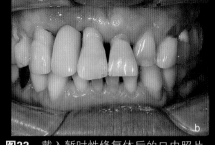

图33 戴入暂时性修复体后的口内照片。

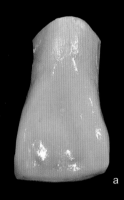
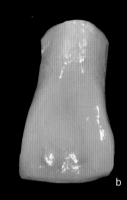

图34a ~ d 制作氧化锆的最终修复体。

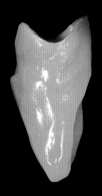
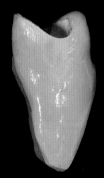

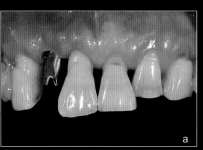
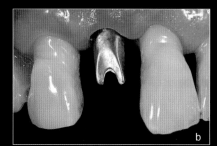
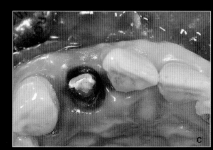

图35a ~ c 患者第三次来院，口内个性化基台的照片。

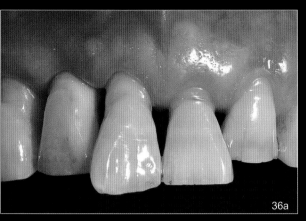

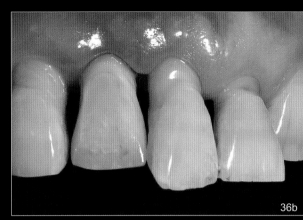

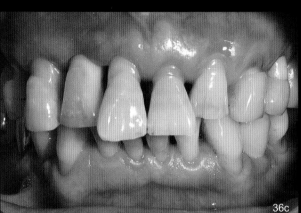

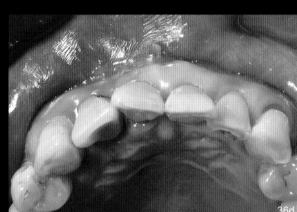

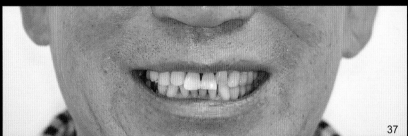

图36a ~ d 戴入最终修复体时的口内照片。

图37 与口唇的关系。

I day	**9** days	**I** day	**4** days	**I** day
	Surgical guide, Custom Abutment & PR making		Crown making	
First Visit		*Second Visit*		*Third Visit*
- CT taking - Surgical guide scan		- Surgery - Cr. Impression - Custom Abutment & PR setting		- Crown setting

two weeks

图38 从检查、诊断到戴入最终修复体，只需要3次就诊就能结束治疗。戴入最

病例介绍：全口

　　这里介绍一下全程数字化导板下的种植手术
与修复治疗的全口病例。

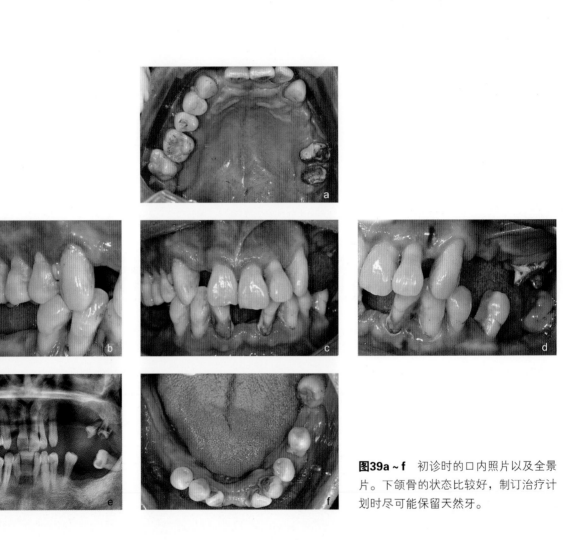

图39a ~ f　初诊时的口内照片以及全景
片。下颌骨的状态比较好，制订治疗计
划时尽可能保留天然牙。

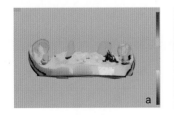
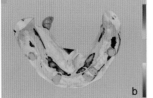
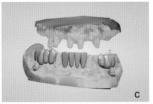
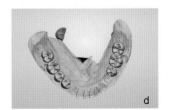

图40a ~ d　以余留牙为基准将CT图像与口内扫描数据重
合，如果余留牙比较少，或者无牙颌就需要使用放射导板
为基准重合。

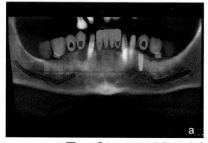
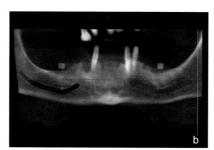
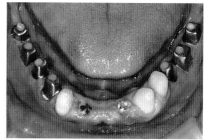

图41a和b 预测理想的咬合关系，设计种植体植入位点。

图42 下颌植入种植体后的口内照片。从照片可以看出种植体的位点和基台的角度都很理想。

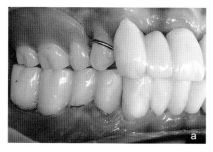
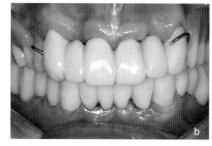
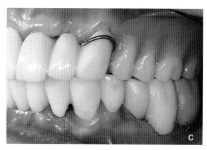

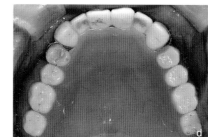
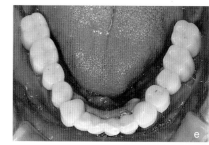

图43a～e 上颌戴入过渡义齿，下颌戴入暂时性修复体的状态。

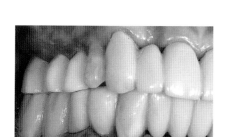
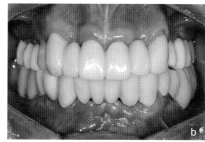
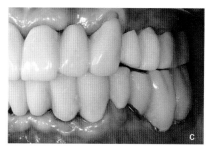

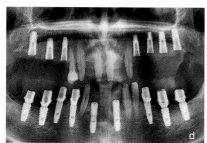
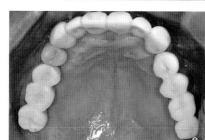
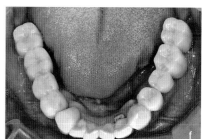

图44a～f 使用种植导板，植入上颌的种植体。戴入上颌的个性化基台和暂时性修复体。

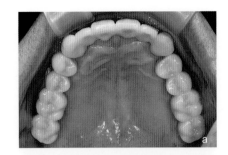

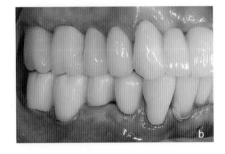
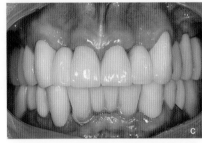
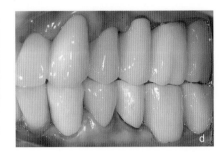

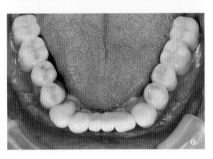

图45a ~ e　戴入最终修复体。

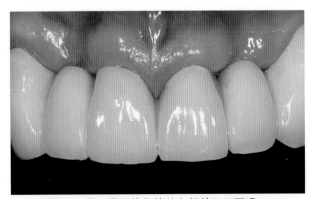

图46　戴入最终修复体的上颌前牙正面观。

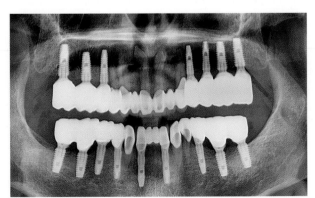

图47　戴入最终修复体的全景片。

数字化基台

数字化基台的种类繁多。它不仅仅与种植体的位点、美学相关，还兼顾康复牙龈、塑形牙龈的功能，使用数字化基台，可以使种植手术更简单。

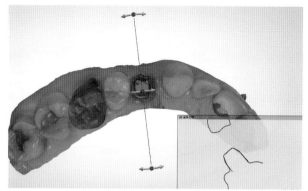

图48 使用三维的建模软件设计数字化基台。

总结

导入全程数字化导板下的种植手术与修复治疗的方法，从检查、诊断以及沟通开始到戴入修复体的所有流程，都可以通过虚拟的方式预先完成。患者在更短的时间内获得修复治疗，恢复功能和美学，医生和技师的密切合作，整合相互的修复设计意见，减少口腔技师的误差。笔者认为，随着全程数字化导板下的种植手术与修复治疗的数据不断积累，今后会应用在GBR、骨移植的手术中，甚至可以将更复杂的手术简单化。事实上，不单单在日本，世界上各国的口腔医生都在应用全程数字化导板下的种植手术与修复治疗的方法，并且积极沟通交流、促进发展。